Dr. med. Florian J. Netzer

Das Venenbuch

- Wirksame Hilfe bei Besenreisern, Krampfadern, Thrombose und offenem Bein
- Alle wichtigen Fragen vom Experten beantwortet

schlütersche

Inhalt

4 **VORWORT**

5 **EINFÜHRUNG**
6 Die Aufgaben der Venen
10 Die unterschiedlichen Venensysteme

13 **ERKRANKUNGEN DER VENEN**
14 **Krampfadern (Varikosis)**
15 Die Ursachen für Krampfadern
19 Die unterschiedlichen Formen von Krampfadern
24 Die Beschwerden durch Krampfadern
29 Die Diagnose der Krampfadern
31 Die Behandlung der Krampfadern *ohne* chirurgischen Eingriff
54 Die Behandlung der Krampfadern *mit* chirurgischem Eingriff
89 **Thrombosen**
89 Die Ursachen für eine Thrombose
92 Die Beschwerden bei der Thrombose
94 Die Diagnose der Thrombose
96 Die Behandlung der Thrombose
98 Nach der Behandlung der Thrombose
101 **Das offene Bein (Ulcus cruris)**
101 Die Ursachen des offenen Beins
103 Die Beschwerden beim offenen Bein
103 Die Diagnose des offenen Beins
104 Die Behandlung des offenen Beins

107	**Das Lipödem**
107	Die Beschwerden beim Lipödem
108	Die Behandlung des Lipödems
111	**Die chronisch venöse Insuffizienz**
111	Die Ursachen für eine chronisch venöse Insuffizienz
113	Die Beschwerden der chronisch venösen Insuffizienz
115	Die Diagnose der chronisch venösen Insuffizienz
116	Die Behandlung der chronisch venösen Insuffizienz
121	**WICHTIGE INFORMATIONEN ZU VORBEUGUNG UND BEHANDLUNG VON VENENERKRANKUNGEN**
122	Die Behandlungskosten
126	So bleiben Ihre Beine venengesund
137	„Lebensregeln" – und was man davon halten kann
139	Häufig gestellte Fragen rund um die Venen
143	**ANHANG**
143	Wichtige Adressen

VORWORT

Liebe Leserin, lieber Leser,

Venenerkrankungen zählen zu den häufigsten Erkrankungen und betreffen Männer wie Frauen. Oft zeigen sie sich bereits im zweiten oder dritten Lebensjahrzehnt in den unterschiedlichsten Ausprägungen. Die Beschwerden reichen von minimalen ästhetischen Beeinträchtigungen durch Besenreiser über geschwollene und schwere Beine bei ausgeprägteren Krampfadern bis hin zum jahrzehntelangen Leiden durch ein schmerzhaftes offenes Bein oder den Zustand nach schweren Thrombosen.

Die moderne Medizin kann viele dieser Krankheitszustände heute mit schonenden Mitteln behandeln, unterstützt durch Eigentherapie und anerkannte Verfahren der physikalischen Medizin und der Naturheilkunde.

Das vorliegende Buch soll dem medizinischen Laien helfen, sich in der komplizierten Welt der Venenerkrankungen ein wenig besser zu orientieren. Es hilft Ihnen auf der Suche nach der optimalen individuellen Therapie und bei der Vorbeugung und Nachbehandlung von Venenerkrankungen.

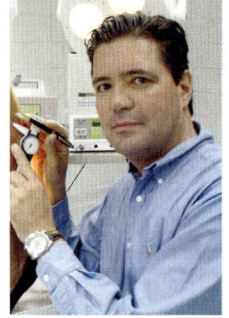

Dr. med. Florian J. Netzer

»Das vorliegende Buch soll dem medizinischen Laien helfen, sich in der komplizierten Welt der Venenerkrankungen ein wenig besser zu orientieren.«

EINFÜHRUNG

Kribbeln darf es im Bauch – aber nicht in den Beinen! Bestimmt kennen Sie diese Situation: Nach längerem Sitzen oder Stehen melden sich Ihre Beine durch ein unangenehmes Kribbeln in den Waden, durch schwere Beine, durch geschwollene Füße. So alltäglich diese Beschwerden sind, so alltäglich ist auch deren Ursache: ein Blutstau in den Beinen durch überlastete Venen. Die Folge ist oft eine bleibende Venenschwäche mit den typischen Symptomen: Krampfadern, Besenreiser, anhaltende Schmerzen bis hin zur Thrombose. Damit es erst gar nicht zu überlasteten Venen kommt und wir gezielt dagegensteuern können, müssen wir uns vorab die Funktion der Venen ansehen.

Die Aufgaben der Venen

> Venenwände sind vergleichsweise dünn und weich und „beulen" deshalb leichter aus als die Wände der viel kräftigeren Arterien.

Das Herz ist das Zentrum unseres Kreislaufs. Es transportiert durch seine Pumpbewegungen das Blut durch den Körper. Dabei wird das sauerstoffreiche, „frische" Blut durch die Schlagadern oder Arterien in den gesamten Organismus gepumpt, um ihn mit Sauerstoff und Nährstoffen zu versorgen. Wenn das Blut dann den transportierten Sauerstoff und seine Nährstoffe im Kapillargebiet (das sind die kleinsten Bluttransportgefäße) abgibt, nimmt es gleichzeitig das von den Zellen produzierte Kohlendioxid und die Schlacken auf. Dieses Blut wird nun über andere Gefäße wieder zum Herzen zurücktransportiert. Dazu dienen erst die „Venolen", die Gegenstücke zu den arteriellen Kapillaren, also mikroskopisch feine Gefäße, die die erste Strecke zurück zum Herzen im Gewebe bewältigen. Diese Venolen werden im weiteren Verlauf zu dünnen Venen gebündelt, die schließlich immer stärker werden, um dann

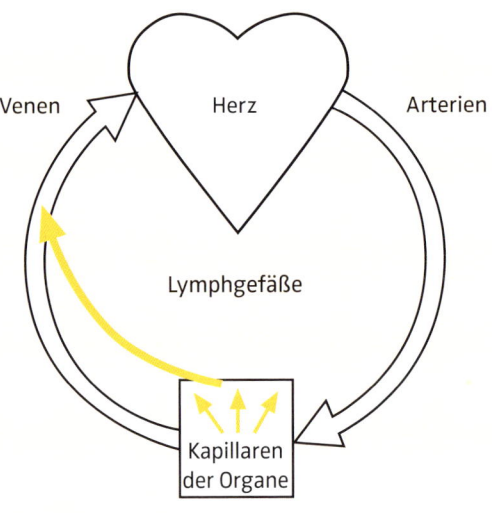

Stark vereinfachtes Schema des Kreislaufsystems: Die weißen Pfeile zeigen die Strömungsrichtung des Blutes in den Arterien und Venen. Die Arterien führen das Blut vom Herzen weg, die Venen leiten es zum Herzen hin. Die gelben Pfeile zeigen die Richtung des Lymphstroms. Die Lymphe fließt aus dem Kapillarbett in die Venen.

in großen Venenstämmen zu münden, um letztlich in der größten Vene des menschlichen Körpers, der großen Hohlvene, die vor der Wirbelsäule verläuft, ins Herz zu münden.

Venen unterscheiden sich dabei grundsätzlich von den Schlagadern oder Arterien: Während in den Arterien das Blut mit hoher Geschwindigkeit und hohem Druck in die Peripherie des Körpers gepumpt wird, läuft das Blut in den Venen sehr viel langsamer und steht unter wesentlich geringerem Druck, man spricht auch vom „Niederdrucksystem". Entsprechend sind die Wände der Venen, im Gegensatz zu denen der Arterien, vergleichsweise sehr dünn und weich und enthalten deutlich weniger Muskelzellen. Die Venen bestehen überwiegend aus unterschiedlich elastischem Bindegewebe. Diese Umstände sind dafür verantwortlich, dass sich Venenwände wesentlich leichter ausbeulen als die Wände der viel kräftigeren Arterien.

Sogar der Teil des Herzens, in den die Venen münden, ist viel weniger muskulös als der, aus dem die Hauptschlagader entspringt: Das „rechte Herz", also die rechte Vorkammer und Kammer sind beim gesunden Menschen nur etwa halb so stark wie dieselben Strukturen der linken, arteriellen Seite. Bedingt durch diese schwächere Pumpe und die Schwerkraft neigt das Blut in den Venen dazu, in der Peripherie zu „versacken". Um das zu verhindern und um dem Blutstrom die Richtung zum Herzen zu geben und die umgekehrte Richtung zu vermeiden, sind in die Venen – anders als in die Arterien – in gewissen Abständen Klappen eingebaut. Sie erlauben den Blutstrom also nur herzwärts und verschließen sich, wenn sich der Blutstrom einmal umkehren sollte. Die Klappen sind aus feinem, zähen Bindegewebe konstruiert und sehen aus wie zwei, seltener drei Segel, die sich vom Rand her in die Venenmündung wölben.

Fließt das Blut in Richtung Herz, werden sie vom passierenden Flüssigkeitsstrom an die Wand gepresst. Will das Blut aber in die entgegengesetzte Richtung fließen, werden die Segel vom

> **!** Die Klappen in den Venen erlauben den Blutstrom nur Richtung Herz, sie verschließen sich, wenn sich der Blutstrom umkehren sollte.

Flüssigkeitsstrom entfaltet, aufgebläht und treffen sich so in der Mitte der Vene, dass die Öffnung derselben fest verschlossen wird. Jede Vene weist diese Ventile auf – je weiter in der Peripherie der Beine etwa die Vene liegt, umso kürzer ist der Abstand zwischen den Klappen, weil ja der (hydrostatische) Druck der Blutsäule beim stehenden Menschen mit steigendem Abstand zum Herzen immer höher wird.

Wie wichtig diese Ventile sind, zeigt sich dann, wenn sie nicht mehr funktionieren: es kommt zum venösen Blutstau und zu Ausweitungen der Venen (siehe „Erkrankungen der Venen"). Leider nimmt die Zahl dieser Venenklappen von der Geburt an kontinuierlich ab: Im 70. Lebensjahr weist der Bestand an Venenklappen nur noch etwa 20 Prozent der ursprünglichen Anzahl auf, wodurch sich natürlich die venöse Zirkulation verschlechtert.

Da nun die Pumpfunktion der verhältnismäßig schwach muskulär ausgebildeten, rechten Herzhälfte keinesfalls ausreichen würde, um das Blut über eine Strecke von oft mehr als eineinhalb Metern von den Fußsohlen bis ins Herzniveau zurückzupumpen, musste sich die Natur bemerkenswerte Tricks einfallen lassen, um den Rückstrom zu gewährleisten. So liegen in den Beinen die wichtigsten und größten Venenstämme, die den überwiegenden Teil des Blutes aus dieser Extremität zurückleiten, nicht an der Oberfläche, sondern tief zwischen den Muskeln. Durch Muskelkontraktion, also beispielsweise beim Gehen oder Laufen, werden diese oft mehr als zentimeterdicken Venen komprimiert und die Blutsäule ausgequetscht. Da gleichzeitig der Blutstrom durch funktionstüchtige Venenklappen nur in eine Richtung – nämlich herzwärts – erlaubt ist, wird das Blut so effektiv zurück in Richtung zentrale Pumpstation bewegt.

Dementsprechend einleuchtend ist es, wie effizient Blut durch Bewegung der Beine zum Herzen bewegt wird und welche Folgen es hat, wenn der Mensch viele Stunden unbeweglich steht oder sitzt und dieser Pumpmechanismus entfällt, der hydrostatische Druck der Blutsäule aber durch die aufrechte Haltung maximal groß ist: Es kommt zu einem venösen Blutstau in den Beinen (siehe „So bleiben Ihre Beine venengesund" und „Erkrankungen der Venen").

Die oberflächlichen Venen sind dazu bestimmt, überwiegend das an der Oberfläche – also in Haut und Unterhaut – benötigte, relativ gesehen wenige Blut zu transportieren. Damit auch diese Venen vom Pumpmechanismus der Muskeln profitieren, obwohl diese Venen ja außerhalb der Muskulatur knapp unter der Haut liegen, gibt es Verbindungsvenen. Diese Venen, „Perforansvenen" genannt, verbinden an vielen Stellen das Netz der oberflächlichen Venen mit dem System der tiefen Venen. Sie sind sehr zahlreich – man schätzt, dass im Durchschnitt etwa 200 solcher Perforansvenen pro Bein existieren – und ebenfalls mit Klappen ausgestattet. Diese Klappen richten den Blutstrom immer in Richtung von außen nach innen. Kommt es nun also im tiefen Venensystem zu einem Sogeffekt, wird das Blut von den oberflächlichen Venen über diese vielen Verbindungen angesaugt und das oberflächliche Venennetz drainiert. An den Beinen münden die beiden großen oberflächlichen Venenstämme an ihrem jeweiligen Ende, in der Leiste und der Kniekehle, in das tiefe Venensystem: selbstverständlich mit einer bedeutsamen zentralen Venenklappe kurz vor der Mündung, um einen (krankhaften) Rückstrom aus den tiefen in die oberflächlichen Venen zu verhindern.

Ein weiterer kluger Schachzug der Natur ist es, bestimmte große Venen direkt neben die Arterien zu legen und sie durch zähe, feine Häute gemeinsam zu umschließen: Das Blut, das stoßweise durch die Kontraktion der linken Hauptherzkammer durch die Arterien gepumpt wird, verursacht auf seinem Weg in die Peripherie eine deutliche, rhythmische Aufweitung der kräftigen Schlagaderwände. Da diese wiederum den Venenwänden durch die oben beschriebene Konstruktion eng anliegen, führt diese

> **!** Wenn Sie stundenlang sitzen oder stehen, kommt es zum venösen Blutstau in den Beinen, funktioniert der Pumpmechanismus, der Blut durch Bewegung zum Herzen transportiert, nicht mehr.

"Pulswelle" zu einer Quetschung der Blutsäule in der Vene. Diese Quetschung bewegt das Blut – durch die durch Klappen vorgegebene Richtung – also ebenfalls weiter zum Herzen.

Ein weiterer wirksamer venöser Pumpmechanismus ist die Atmung. Bei der Einatmung entsteht durch Unterdruck im Brustkorb und durch die gleichzeitige Aufweitung der größten dort verlaufenden Vene des menschlichen Körpers, der „großen Hohlvene", eine starke Sogwirkung in Richtung Herz, die man mit entsprechend feinen Geräten bis in die Venen der Beine nachweisen kann.

Die unterschiedlichen Venensysteme

> **!** Die tiefen Venen in den Unterschenkeln sind anfangs nur millimeterdick, nehmen mit zunehmender Strecke in Richtung Herz sehr schnell an Größe zu und sind schließlich zentimeterdick.

Wie wir nun wissen, unterscheiden wir an den Beinen zwei Venensysteme: ein oberflächliches und ein tiefes Venensystem, die beide über die Verbindungs- oder Perforansvenen und die Mündung des oberflächlichen in das tiefe System miteinander in Verbindung stehen. Die tiefen Venen sind am Unterschenkel in mehreren Gruppen gebündelt und liegen zwischen den zahlreichen Wadenmuskeln. Im Bereich der Kniekehle bildet sich beispielsweise aus diesen Gruppen ein gemeinsamer dicker Stamm, der dann weiter in den Oberschenkel und von dort in das Becken zieht, um, nach der Vereinigung mit einem weiteren Stamm und schließlich dem Stamm der anderen Becken-Bein-Hälfte, die große Körperstammvene, die „große Hohlvene", zu bilden. Dabei sind die tiefen Venen in den Unterschenkeln anfangs nur millimeterstark, nehmen aber mit zunehmender Strecke, die sie in Richtung Herz zurücklegen, sehr schnell an Größe zu und werden dann zu zentimeterstarken Stämmen. Die oberflächlichen Venen der Beine überziehen diese wie ein Netz und weisen zwei Stammvenen auf, von denen im weiteren Verlauf noch oft die Rede sein wird: die große und die kleine Rosenvene, oder auch die Vena saphena magna und Vena saphena parva.

Die große Rosenvene sammelt das Blut an der Vorder- und Innenseite des Beines ab dem Innenknöchel und die kleine Rosenvene das Blut an der Hinter- und Außenseite des Unterschenkels. Entsprechend verlaufen sie auch: Die kleine Rosenvene findet man vom Außenknöchel her, mehr oder weniger geradstreckig, bis in den Bereich der Kniekehle ziehend, wo sie letztlich in den tiefen Venenstamm derselben (die „Vena poplitea") mündet. Beim Venengesunden ist diese Vene meist sehr kaliberschwach, oft nur zwei Millimeter stark und unter der Haut nicht sichtbar. Die große Rosenvene hingegen ist in ihrer Anfangsstrecke praktisch immer gut sichtbar: Es handelt sich um die Vene, die wir (im Stehen oder Sitzen) knapp vor dem Innenknöchel sehen und tasten können.

> **!** Während die kleine Rosenvene unter der Haut nicht sichtbar ist, können Sie die große dagegen im Stehen oder Sitzen knapp vor dem Innenknöchel sehen und ertasten.

Der weitere Verlauf ist allerdings beim Venengesunden ebenfalls mehr oder weniger unsichtbar: Die Vene läuft entlang der Innenseite des Unter- und Oberschenkels, um am oberen Oberschenkelende nach oben einen kleinen Bogen in Richtung Leiste

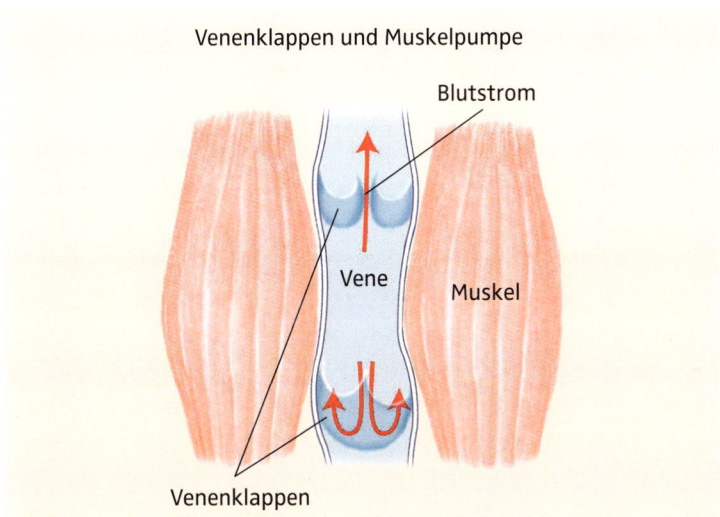

Venenklappen und Muskelpumpe
Blutstrom
Vene
Muskel
Venenklappen

In den Venen der Extremitäten befinden sich Venenklappen. Der Blutrückfluss wird durch die Skelettmuskelpumpe unterstützt.

zu beschreiben, wo sie dann schließlich in die große tiefe Beinvene („Vena femoralis") mündet.

Wie wir schon gelernt haben, sind diese großen oberflächlichen Venen mit den tiefen Venen nicht nur an ihrer jeweiligen Mündung, sondern auch über Verbindungsvenen an vielen Stellen verbunden. Diese Verbindungsvenen tragen teilweise – nach ihren Entdeckern oder Beschreibern – Namen, wie etwa „Cockett", „Boyd" oder „Dodd", werden dann also zum Beispiel „Dodd'sche Perforansvene" genannt. Diese Nomenklatur hilft den Ärzten, sich kurz und prägnant zu verständigen, ohne umständliche Beschreibungen der Lokalisation der einzelnen Venen abgeben zu müssen. Die Unzahl der netzförmig die Beine umfassenden kleineren Venen bezeichnet man allgemein als „Seitenäste" – sie tragen keine näheren Bezeichnungen.

ERKRANKUNGEN DER VENEN

Venenleiden – ein Volksleiden? Venenleiden gehören zu den häufigsten Zivilisationskrankheiten in Deutschland. Etwa jeder achte Erwachsene leidet darunter. Meist denkt man an bläulich schimmernde Krampfadern und Besenreiser. Im schlimmsten Fall hat man das Bild von offenen Beinen vor sich. Das kosmetische Erscheinungsbild ist allerdings nur ein Teilaspekt dieser Krankheit, denn Schmerzen und akute Gefährdungen, beispielsweise durch Thrombosen, sind viel gravierender. Aber soweit muss es nicht kommen!

Krampfadern (Varikosis)

Während die einen unbeschwert im Bikini baden gehen oder kürze Röcke und Hosen tragen können, bleibt anderen oft nur der Griff zu langen Hosen oder dunklen Strumpfhosen. Der Grund: Krampfadern – die sichtbaren Adern an den Beinen.

Als Krampfadern, oder medizinisch ausgedrückt „Varizen" bzw. „Varikosis", bezeichnet man krankhaft erweiterte Venen, die ihre Funktion des effizienten Rückstroms des Blutes zum Herzen nicht mehr oder nur ungenügend ausführen können. Der venöse Rückstrom in diesen Gefäßen ist deshalb nicht mehr gewährleistet, weil es durch ihre Erweiterung dazu kommt, dass die Klappen sich in der Mitte der Venen nicht mehr treffen, diese also nicht mehr so verschließen können, dass das Blut nur in die gewünschte Richtung zum Herzen fließt. In der Folge kommt es zu einem Rückstau des Blutes und einer immer stärkeren Erweiterung der Venen, die schließlich in aufrechter Haltung überhaupt kein fließendes Blut mehr enthalten und sich nur noch im Liegen entleeren können. Sie stellen also Sammelgefäße für sauerstoffarmes, „altes" und „verbrauchtes" Blut dar, das dem Kreislauf zumindest zeitweise entzogen wird.

Weil der Druck der Blutsäule („hydrostatischer Druck") am aufrechten Menschen in den Beinen am höchsten ist, treten Krampfadern dort am häufigsten auf. Dabei können die Varizen an den Beinen sowohl an der Oberfläche auftreten als auch in der Tiefe, wenngleich sie sich dort durch den Gegendruck des umgebenden Gewebes nicht so extrem ausweiten. Die Varizen finden sich aber auch an anderen Stellen des Körpers: So gibt es sie im Bereich des männlichen Samenstrangs als „Hodenvarizen" oder „Varicozele" ebenso wie an den weiblichen Schamlippen, wo sie bevorzugt während des letzten Schwangerschafsdrittels auftreten. Man findet sie sogar an inneren Organen wie etwa den Nieren (häufiger links) und – in sehr seltenen Fällen – an den Armen.

> **!**
> Krampfadern gehören zu den häufigsten chronischen Krankheiten, haben aber nichts mit Krämpfen zu tun, sondern stammen von „Krummader", also krumme Ader.

Die Ursachen für Krampfadern

Krampfadern ohne erkennbare andere Ursache

Für die Entstehung der Krampfadern sind verschiedene Ursachen verantwortlich: Am häufigsten findet sich eine genetisch bedingte Bindegewebsschwäche des Venen- und Klappengewebes. Dadurch kommt es zu dem oben beschriebenen mangelhaften Klappenschluss und damit zum Rückstau des Blutes mit Aufweitung des betroffenen Gefäßes (siehe „Die Aufgaben der Venen"). In sehr seltenen Fällen sind sogar Venen ganz ohne Klappen angeboren, die sich dann bereits im Kindesalter zu Krampfadern verändern. Gelegentlich findet man solche Fälle bei Varizenbildung an den Armen. In der Regel aber bilden sich Kampfadern frühestens im zweiten Lebensjahrzehnt und immer mehr dann mit steigendem Lebensalter.

Bei den Krampfadern, die sich ohne eine erkennbare andere Ursache (siehe unten) bilden, spricht der Mediziner von „primärer Varikose". In der Regel bildet eine defekte Klappe oder einige wenige Klappen hintereinander den Beginn einer Kaskade. Durch das defekte Ventil strömt das Blut nunmehr (in aufrechter Haltung) nicht mehr zurück zum Herzen, wie es soll, sondern versackt der Schwerkraft folgend in der betroffenen Vene. Dadurch steigt der Druck auf die darunterliegende nächste Klappe und die dazugehörige Venenwand an. Irgendwann wird die Venenwand sich so erweitern, bis auch die nächste Klappe nicht mehr schließt und nunmehr eine noch längere und schwerere Blutsäule auf dem wiederum nächsten Venensegment lastet, das wahrscheinlich auch irgendwann dem Druck nicht mehr standhalten wird. Auf diese Art und Weise schreitet die Erkrankung von oben nach unten mit der Zeit fort.

Betrachten wir beispielsweise einmal den größten oberflächlichen Venenstamm der Beine, die große Rosenvene („Vena saphena magna", siehe „Die Aufgaben der Venen"), wo Varizen am

> **!** Krampfadern können auch im Bereich des männlichen Hodens, der weiblichen Schamlippen, an inneren Organen wie der Niere oder an den Armen auftreten.

> **!** Kampfadern bilden sich meist frühestens im zweiten Lebensjahrzehnt und verstärkt mit steigendem Lebensalter.

häufigsten auftreten: Wie Sie gelesen haben, verläuft dieser Venenstamm von der Innenseite des Fußes über die Innenseiten von Wade und Oberschenkel bis in die Leiste, wo er in das tiefe Venensystem mündet. An dieser Mündung gibt es eine zentrale, große Venenklappe in der großen Rosenvene. Diese Ventilklappe soll dafür sorgen, dass das Blut aus der Rosenvene nur in die große (tiefe) Beinvene („Vena femoralis") abfließen, aber keinesfalls Blut in die umgekehrte Richtung fließen kann. Wenn nun diese Mündungsklappe infolge einer Bindegewebsschwäche nicht mehr schließt, tritt genau dieser unerwünschte Effekt ein: Blut drängt aus der tiefen Vene in das oberflächliche Gefäß und erweitert dieses, was zu einem Blutstau zunächst im obersten Abschnitt des Stammgefäßes führt. Wenn aufgrund des Drucks dieser Blutsäule in der erweiterten Vene die nächste, weiter unten gelegene

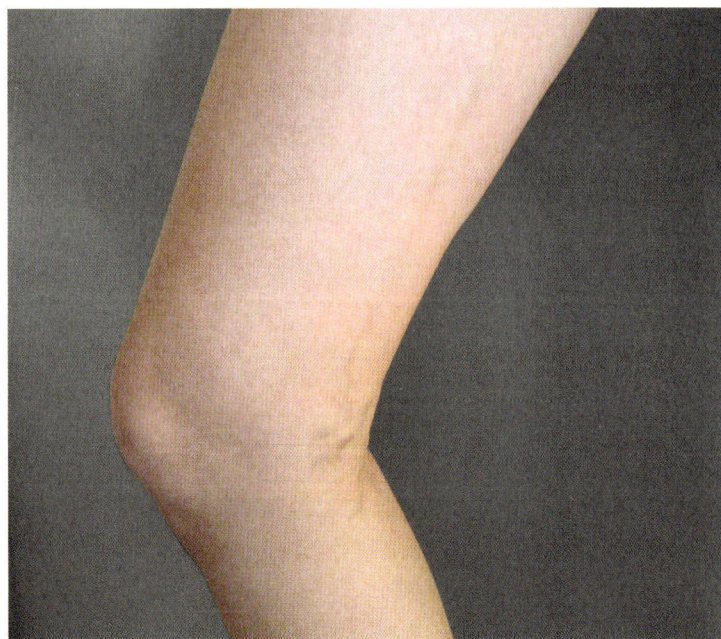

Erkrankte, erweiterte oberflächliche lange Stammvene (Vena saphena magna) bei 32-jähriger Frau

Klappe nicht mehr schließt, so kann die Erkrankung der Vene von oben nach unten immer mehr fortschreiten. Die Stammvene wird „von oben nach unten" krank, so wie die Blutsäule mit der Schwerkraft am stehenden oder sitzenden Menschen nach unten drängt.

Die Mediziner haben daraus die Konsequenzen bei der Einteilung der Schweregrade der Varikosis des oberflächlichen langen Stammgefäßes, also der großen Rosenvene gezogen: Sind die Klappen nur im obersten Abschnitt, bis maximal zur Mitte des Oberschenkels defekt, spricht man von Grad I. Reicht der Rückstau schon bis zum Knie, von Grad II, bis zur Mitte des Unterschenkels von Grad III, und sind schließlich alle Klappen der Stammvene defekt, sodass der Rückstau das ganze Bein betrifft, von Grad IV.

> **!**
> Mediziner teilen den Schweregrad der Varikosis in vier Grade ein.

Weil hier eine Stammvene erkrankt ist, sprechen wir von einer „Stammvarikosis". Sie kann also an den beiden oberflächlichen Venen der Beine, der großen und der kleinen Rosenvene auftreten. Nach demselben Prinzip werden alle Venen des Körpers krankhaft erweitert und sind nicht mehr in ihrem eigentlichen biologischen Sinn am Blutrückstrom beteiligt und somit „insuffizient", wie es in der Medizin heißt: Ob es sich dabei um Venen der Nieren, um tiefe oder oberflächliche Venen an den Beinen handelt, ist einerlei. Immer schreitet die „primäre Varikosis" der Schwerkraft folgend nach unten fort.

Dabei kann der Anfangspunkt entweder eine defekte Mündungsklappe sein, aber auch die defekte Klappe einer der am Bein sehr zahlreichen Verbindungsklappen kann den Ausgangspunkt bilden: funktioniert eine solche Verbindungsvene nicht mehr, so staut sich das Blut in den oberflächlichen Venen zurück, das eigentlich in diese Verbindungsvene abfließen sollte. Das kann sowohl eine der beiden Stammvenen sein (große oder kleine Rosenvene), als auch Venen betreffen, die dem netzartigen System der namenlosen Seitenvenen angehören. Ist der Ausgangspunkt der

Varikose eine Perforans- oder Verbindungsvene, so spricht man folgerichtig von einer „Perforansvarikose", liegt eine überwiegende Erweiterung der Seitenäste vor, nennt man das eine „Seitenastvarikose".

Krampfadern mit erkennbarer anderer Ursache

Es gibt auch Fälle von Krampfadern, in denen der Erkrankung eine erkennbare andere, krankhafte Ursache zugrunde liegt. Dann spricht man nicht mehr von „primärer", sondern von „sekundärer" Varikose. Die häufigste Ursache für eine sekundäre Varikose der Beine ist eine Strombahnverlegung der tiefen Venen, beispielsweise durch eine Thrombose. Da das Blut bekanntlich überwiegend durch das tiefe Venensystem abfließt, führt dessen Verstopfung naturgemäß zu einer Überlastung der oberflächlichen Venen, die aber für die Aufnahme dieser Blutmengen nicht geeignet sind. Durch diese Überfrachtung des oberflächlichen

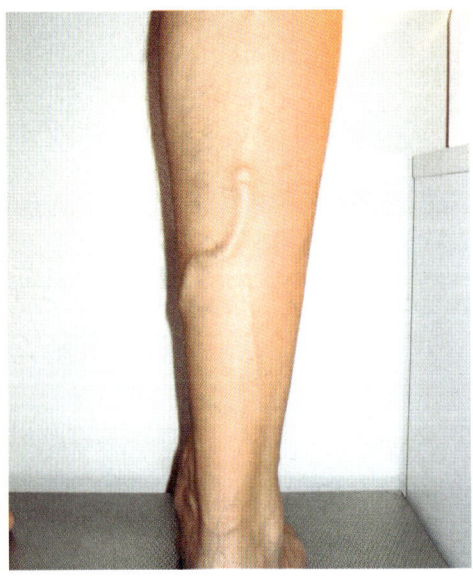
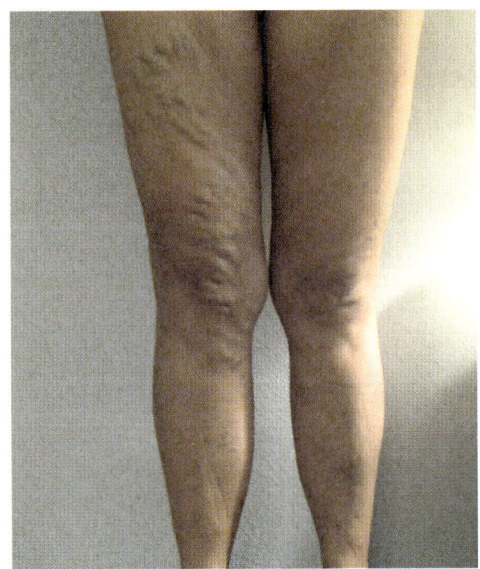

Stammvenenerkrankung der kleinen Rosenvene bei 63-jährigem Landwirt (links). Ausgeprägte Krampfadern bei Stammvenenerkrankung unter anderem der großen Rosenvene bei 36-jähriger vierfacher Mutter, die während der Schwangerschaften ca. 30 Kilo zugenommen hatte (rechts)

Drainagesystems mit Blut kommt es zu einer Ausweitung der Venen und damit wiederum dazu, dass sich die Segel der Veneklappen nicht mehr in der Mitte der Gefäße treffen und diese verschließen können.

> **!**
> Sekundär bedingte Krampfadern können beispielsweise durch eine Thrombose entstehen.

Die unterschiedlichen Formen von Krampfadern

Krampfadern der Stammvenen

Wie Sie bereits erfahren haben, gibt es an den Beinen zwei oberflächliche Stammvenensysteme: das System der an der Innenseite des Beins verlaufenden „großen Rosenvene" und das System der an der Hinterseite der Wade verlaufenden „kleinen Rosenvene". Wenn diese Venen sich krankhaft erweitern und ihre Klappen nicht mehr funktionieren, spricht der Fachmann von einer „Stammvarikosis". Die Stammvarikosis nimmt dabei einen beträchtlichen Einfluss auf die Blutzirkulation und kann zu erheblichen venösen Stauungen und einem verminderten venösen Rückstrom führen. Sie ist demnach als echte Krankheit einzustufen – abhängig natürlich vom individuellen Ausprägungsgrad. Um die unterschiedliche Schwere der Erkrankung der Stammvenen besser einteilen und ausdrücken zu können, hat man im deutschsprachigen Raum für die große Rosenvene die Klassifikation nach Hach, dem Erfinder dieser Einteilung, eingeführt. Wie oben beschrieben, nimmt die Erkrankung sehr oft ihren Ausgang von einer defekten Mündungsklappe an der Einmündung der oberflächlichen Stammvene in das tiefe Venensystem und schreitet dann weiter nach unten fort. Je mehr Klappen dabei defekt sind, umso weiter reicht der Rückstau der Blutsäule nach peripher. Entsprechend richtet sich die Einteilung des Schweregrades danach, wie weit nach unten bereits der Klappendefekt reicht: Als Grad I bezeichnet man eine Störung nur der ersten Zentimeter nach der Mündungsklappe bis maximal zur Mitte des Unterschenkels und als Grad IV einen Defekt, der bis zu den Füßen

> Der Schweregrad richtet sich danach, wie weit nach unten die Klappen defekt sind.

reicht. Die Beschwerden, die durch eine oberflächliche Stammvenenerkrankung ausgelöst werden – abgesehen von der kosmetischen Störung dadurch – korrelieren gut mit der Einteilung in diese genannten Schweregrade.

Krampfadern der Perforansvenen

Wir wissen nun ja, dass man als „Perforansvenen" diejenigen Venen bezeichnet, die kurze Querverbindungen zwischen dem oberflächlichen und dem tiefen System herstellen (siehe Seite 9). Dabei können diese Verbindungen sowohl zu den oberflächlichen Stammvenen als auch zu Ästen derselben führen. Diese Perforansvenen, die so heißen, weil sie die Gewebeschicht zwischen oberflächlichen und tiefen Venen „perforieren", tragen ebenfalls Venenklappen, die dazu dienen, den Blutstrom nur in einer Rich-

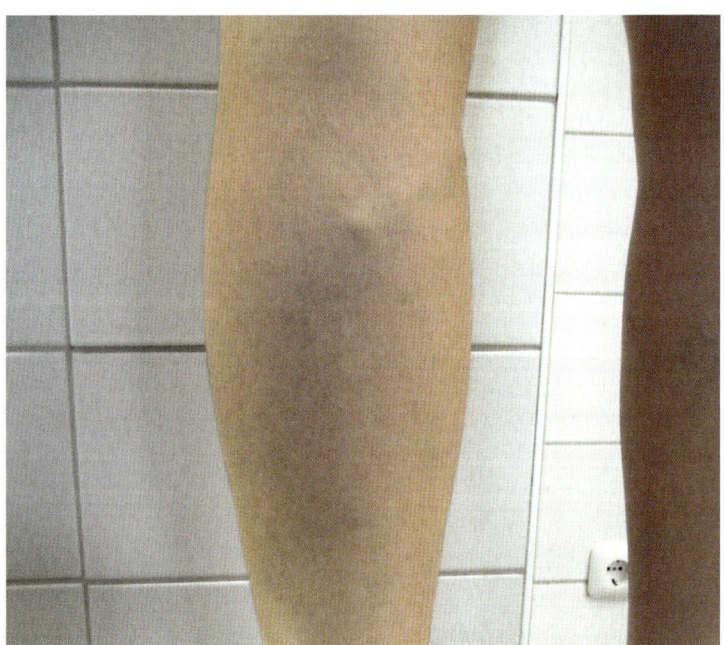

Gut sichtbare erkrankte Verbindungsvene an der linken Wade

tung, nämlich von der Oberfläche in die Tiefe zuzulassen. Versagt eine solche Venenklappe, kommt es zu einem unerwünschten Rückstrom aus der Tiefe in die oberflächlichen Gefäße, die für die Aufnahme des erhöhten Blutvolumens nicht geeignet sind. Es kommt zur krankhaften Erweiterung, also der Bildung von Krampfadern. Diesen Typ der Varizenerkrankung bezeichnet man dann logischerweise als „Perforansvarikosis", entsprechend dem Ursprung des Problems.

Defekte Perforansvenen kann man im Stehen oft sehr gut sehen: durch den höheren Druck des aus der Tiefe strömenden Blutes kommt es zur Ausbildung einer Art „sprudelnder Quelle" an der Stelle der Perforansvene und damit zu einer deutlich ausgeprägten prall-elastischen Beule unter der Haut. Der Mediziner spricht hier von einem „Blow-out-Phänomen".

Da es an einem Bein etwa 200 Perforansvenen gibt, ist das Bild dieses Varizentyps entsprechend vielfältig. Die defekten Verbindungsvenen können dabei sowohl das netzförmige System der Seitenastvenen als auch die Stammvenen mit Blut überfrachten. Im ersten Fall kommt es zu einer entsprechenden Erweiterung dieser Seitenvenen, manchmal sternförmig um eine Perforansquelle herum, im anderen Fall erscheint eigentlich das Bild einer Stammvarikosis: Die Stammvene ist – körperabwärts von der defekten Verbindungsvene – erweitert, und die Klappen der Stammvene schließen durch die Überlastung wiederum nicht. Die Perforansvarikosis ist durchaus auch das, was der Mediziner als „hämodynamisch wirksam" bezeichnet, das heißt, sie nimmt Einfluss auf die Zirkulation und ist weit mehr als ein Schönheitsfehler. Es ist durchaus möglich, dass ein Beingeschwür („Ulcus cruris") durch eine oder mehrere defekte Perforansvenen ausgelöst wird.

> **!** Versagt die Venenklappe, kommt es zum unerwünschten Blutrückstrom aus der Tiefe in die oberflächlichen Gefäße und zur krankhaften Erweiterung, also zu Krampfadern.

> **!** Beingeschwüre können durch eine oder mehrere defekte Perforansvenen ausgelöst werden.

Krampfadern der Seitenastvenen

Über die Beine zieht sich ein weit verästeltes Netz ungezählter Nebenäste der bisher aufgeführten Venengruppen, das für die Haut und Unterhaut venös drainiert. Wie jede periphere Vene kann sich aus jedem dieser Seitenäste eine Varize durch Erweiterung des Gefäßes bilden. Meist liegt dem eine druck- oder kaliberstarke Quelle wie eine defekte Perforansvene oder Stammvene zugrunde. Manchmal findet sich aber kein Quellfluss mehr, insbesondere in den Fällen, in denen schon vorher operiert oder verödet worden war, man bezeichnet das Bild der überwiegend erweiterten Seitenäste als „Seitenastvarikosis".

Die reine Seitenastvarikosis hat keinen messbaren Einfluss auf die Blutzirkulation, ist also, wie Mediziner sagen, nicht „hämodynamisch wirksam". Damit fehlt es den erweiterten Seitenästen genau genommen auch am krankhaften Wert: Sie lösen weder vermehrt Thrombosen aus, noch sind sie für die Entwicklung eines Beinulcus verantwortlich. Selbst einfache Venenentzündungen sind in ihnen recht selten, weshalb ihre Behandlung streng genommen auch keine Versicherungsleistung darstellt. Dennoch ist auch diese Art der Varikosis ästhetisch ausgesprochen störend und ihre Entfernung den Patienten ein dringender Wunsch. Beschwerden anderer als optischer Natur werden von diesen Varizen nicht ausgelöst.

> **!** Die reine Seitenastvarikosis hat keinen messbaren Einfluss auf die Blutzirkulation, ist somit nicht krankhaft.

Besenreiser

Werden noch kleinere Gefäße von der varikösen Erweiterung betroffen, Gefäße, die sich bereits innerhalb und nicht mehr unterhalb des Hautniveaus befinden, so handelt es sich hier um die typische Besenreiservarikosis.

Diese Gefäßerweiterung tritt sowohl an den Ober- als auch an den Unterschenkeln – bevorzugt bei Frauen – auf. Die etwas seltenere männliche Form der Erscheinung betrifft oft ganz ausgeprägt den Fußbereich, hier besonders dann, wenn sie mit einer

> **!** Der Name „Besenreiser" stammt von dem astartig verzweigten Aussehen der Gefäße, die an Reisig erinnern, aus dem man Besen bindet.

starken Stammvarikosis (siehe Seite 17) vergesellschaftet ist. Besenreiser findet man also vermehrt bei Patienten mit einer hämodynamisch wirksamen Varikosis, also einer Varikosis, die messbaren Einfluss auf die Blutzirkulation hat, jedoch treten sie auch durchaus häufig bei an sich messbar venengesunden Menschen auf.

Wie bei den Seitenastvarizen nimmt natürlich die Besenreiservarikosis keinen messbaren Einfluss auf die normale Blutzirkulation. Auch diese Erscheinung hat also im engeren Sinne keinen krankhaften Wert, dennoch wird sie als ausgesprochen hässlich empfunden und geht daher natürlich mit einem beträchtlichen Behandlungswunsch einher. Wiederum wird die Behandlung aber – eben weil keine Krankheit vorliegt – nicht von den Krankenversicherungen übernommen.

> Besenreiser treten überwiegend bei Frauen an den Ober- und Unterschenkeln auf.

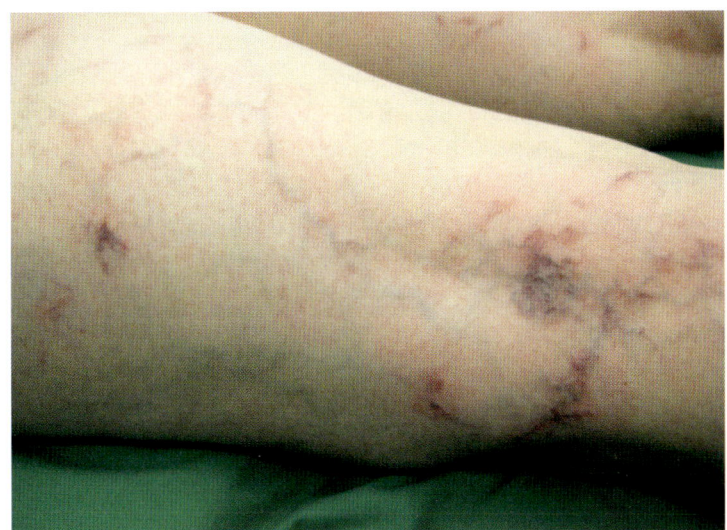

Gut sichtbare Besenreiser in der Kniekehle

Die Beschwerden durch Krampfadern

Das ästhetische Problem

Krampfadern sind natürlich meist nicht nur ästhetisch störende Erscheinungen, sondern gehen auch mit verschiedenen Beschwerden und Begleiterkrankungen einher. Selten wird man eine ausgeprägte Krampfaderbildung ganz ohne Beschwerden finden, wenn überhaupt, dann eigentlich nur bei sehr schlanken und agilen Personen, die sich sehr viel bewegen. Kommt auch nur ein wenig Übergewicht oder eine weitgehend bewegungslose Lebensweise – oder womöglich beides – zu der Krampfadererkrankung hinzu, treten auch immer Beschwerden dadurch auf. Die Ausprägung der Beschwerden hängt auch vom Grad der Krampfaderbildung und dem Typ derselben ab: Eine stark ausgeprägte Stammvenenerkrankung, etwa Grad IV der großen Rosenvene, wird natürlich mehr Beschwerden verursachen, als eine isolierte Erkrankung weniger Verbindungsvenen.

> **!** Je stärker der venöse Rückstrom gestört ist, umso mehr Beschwerden treten auf.

Die Blutfülle der unteren Extremität

Die typischen Beschwerden bei Krampfadern können durch die vermehrte venöse Blutfülle der unteren Extremität erklärt werden: schwer empfundene Beine mit Schwellungen und Überwärmung, oft ein Unruhegefühl in den Beinen, schnellere Ermüdung der Muskulatur und Kribbeln und Brennen der Haut. Insbesondere die Ausbildung von Ödemen ist ein Problem, mit dem viele Krampfaderpatienten zu kämpfen haben: Durch den erhöhten Druck innerhalb der erkrankten venösen Gefäße kommt es zu einem vermehrten Ausstrom von Flüssigkeit in das umgebende Gewebe von Kapillaren und andererseits zu einer verminderten Aufnahme von Flüssigkeit aus diesem Gewebe in Lymphgefäße und bestimmte Teile des Kapillarbereiches, wie das natürlicherweise der Fall wäre. Dadurch kommt es zu Wasseransammlungen in den Beinen und Füßen, vermehrt natürlich in den besonders peripheren Bereichen, weil hier der (hydrostatische) Druck am höchsten ist.

Sehr oft wird auch über Juckreiz berichtet, insbesondere an den Unterschenkeln, der auch gelegentlich zu entsprechenden Kratzdefekten – meist an der Schienbeinkante – führt. Bei länger bestehender, intensiver Stauung infolge von Erkrankung der tiefen oder oberflächlichen Venen, kommt es auch zur Verfärbung der Haut ins Rote oder Braune. Die rote Farbe ist bedingt durch die Kapillarfülle und Erweiterung selbst der feinsten Gefäße unter und in der Haut, die braune Farbe rührt vom sogenannten Hämosiderin her: Das ist eine Form der Eisenablagerung in der Haut. Dieses Eisen stammt aus geplatzten roten Blutkörperchen und ist in der Haut oxidiert, wodurch es die typische Rostfarbe annimmt.

Fälle, in denen diese Pigmentverschiebungen auftreten, sind in der Regel bereits lang bestehend chronisch, und häufig findet sich hier bereits eine ausgeprägte Fehlernährung von Haut und Unterhaut. Diese äußert sich auch in der Verhärtung („Sklerose")

Ausgeprägte Beinödeme bei 63-jährigem Patienten mit Stammvenenerkrankung (links). Chronische venöse Stauung bei 55-jährigem Patienten mit starker Pigmentierung und Neigung zum offenen Bein (rechts)

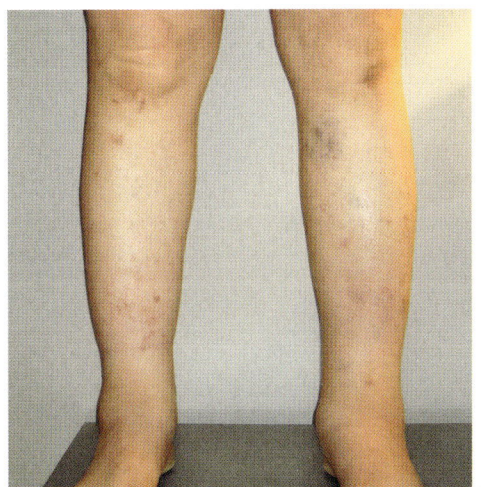
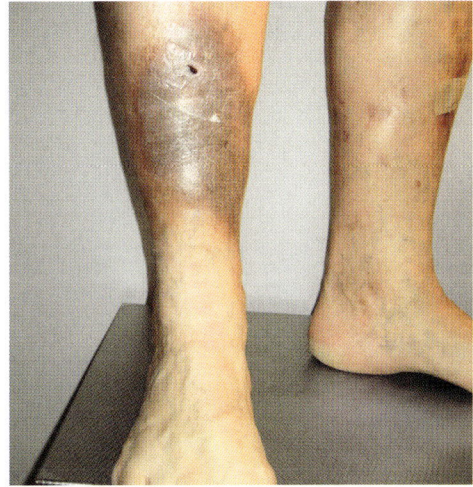

> **!** Das Krampfadernbein ist meist wesentlich dicker als das gesunde Bein – vor allem am Abend.

von Haut und Unterhaut und der Neigung zu schlecht heilenden Bagatellverletzungen bis hin zur Entwicklung eines typischen offenen Beins („Ulcus cruris", siehe „Das offene Bein"). Häufig hat das noch relativ unkomplizierte Krampfadernbein einen deutlich größeren Umfang als das Bein, das keine Krampfadern aufweist, natürlich umso mehr, je später am Tag man misst. Psychisch verstärkt werden die Beschwerden noch durch den unschönen Anblick der befallenen Beine.

Auch können, bei ausgeprägten Varizen, die gefürchteten Blutungen auftreten: Die Haut über den extrem ausgeweiteten Venen ist oft nur noch hauchdünn, und es genügt oft ein minimales Anschlagen des betroffenen Beins, um eine starke Blutung aus dem jetzt eröffneten Gefäß zu verursachen. Binnen weniger Minuten können hier unter Umständen mehrere Hundert Milliliter Blut austreten. Zwar sind diese Blutungen in aller Regel nicht

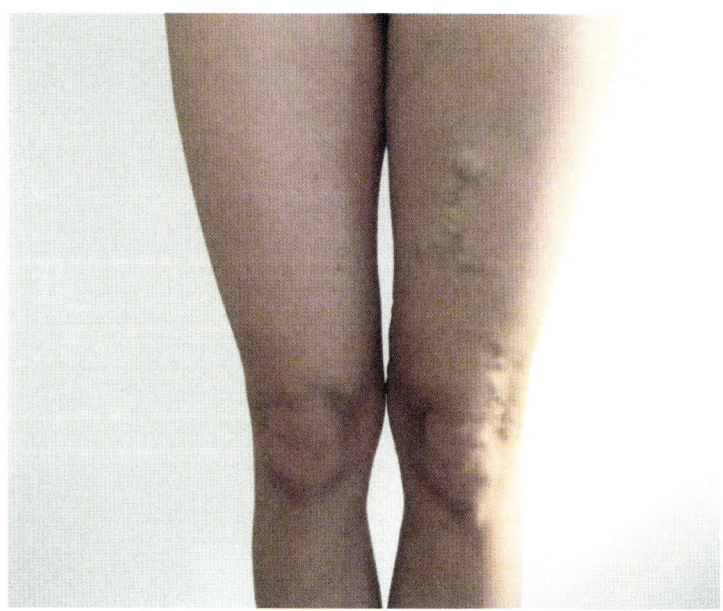

Ausgeprägte Varizen bei einer 43-jährigen Frau

lebensbedrohlich, dennoch wirken sie zum einen psychisch entsetzlich auf den Patienten und seine Umgebung, zum anderen können sie durchaus zu einem Kollaps führen. Zur Behandlung dieser Blutungen genügt übrigens in fast allen Fällen ein gut gewickelter Kompressionsverband und das Hochlagern des betroffenen Beins.

Auch ohne Blutung ist die tagtägliche Volumenverschiebung des Blutes bei ausgeprägten Krampfadern ganz beträchtlich und führt oft zu starken Kreislaufregulationsstörungen: Bei starken Krampfadern können beim Lagewechsel vom Liegen zum Aufstehen bis zu 500 Milliliter zusätzlich zum ohnehin schon natürlichen Anteil von etwa 300 Millilitern in den geweiteten „Venensäcken" verschwinden und so dem Kreislaufsystem entzogen werden. Kein Wunder also, wenn betroffene Patienten über erhebliche Kreislaufschwäche berichten.

Selbst Blutbildveränderungen sind bei ausgeprägter Venenschwäche und Krampfadern zu beobachten: In den peripher gelegenen weiten Gefäßen, in denen das Blut der Zirkulation praktisch entzogen wird und weitgehend steht, sacken die schwereren Blutbestandteile, also insbesondere die großen roten und weißen Blutkörperchen, ab. Somit fehlen dem Gesamtorganismus zum Beispiel die sauerstofftransportierenden roten Blutkörperchen („Erythrozyten"), der Gesamtgehalt an Blutkörperchen am Blut sinkt und mit ihm sein Messwert, der sogenannte Hämatokrit.

> **!**
> Beim Aufstehen kann das betroffene Bein bis zu einem halben Liter Blut „verlieren".

Unruhige Beine, Kribbeln, Schweregefühl, Wadenkrämpfe
Sehr häufig berichten Patienten über unruhige Beine, beständiges Kribbeln, Schweregefühl bis hin zu dem Gefühl, die Beine würden „platzen", wenn man sie nicht gleich hochlegen könne. Es wird auch oft darüber geklagt, dass die Wärme des Bettes oder bereits der leichte Druck und die Temperaturerhöhung durch die Bettdecke kaum zu ertragen sei. Ebenso treten bei Krampfaderpatienten gehäuft Wadenkrämpfe, besonders nachts und in Ru-

> **!** Krampfaderpatienten haben häufig Wadenkrämpfe, besonders nachts und in Ruhephasen.

hephasen auf. Hierbei ist es für den behandelnden Arzt oft schwer, unter den vielfältigen Ursachen für diese Krämpfe zu unterscheiden, die beileibe nicht alle alleine von Varizen verursacht sind: Die möglichen Gründe dafür liegen vom Mangel an bestimmten Mineralstoffen (z. B. Kalzium und Magnesium) über Überanstrengung und neurologische Leiden bis hin zu sogenannten idiopathischen, also nicht erklärbaren Krämpfen. All diese Beschwerden sind dem Krankheitsbild der Varikosis typisch und treten ohne das Hinzutreten von komplizierenden Begleit- und Folgekrankheiten auf, die weiter unten beschrieben sind, wie Venenentzündung, Thrombose oder Ulcus („offener Fuß").

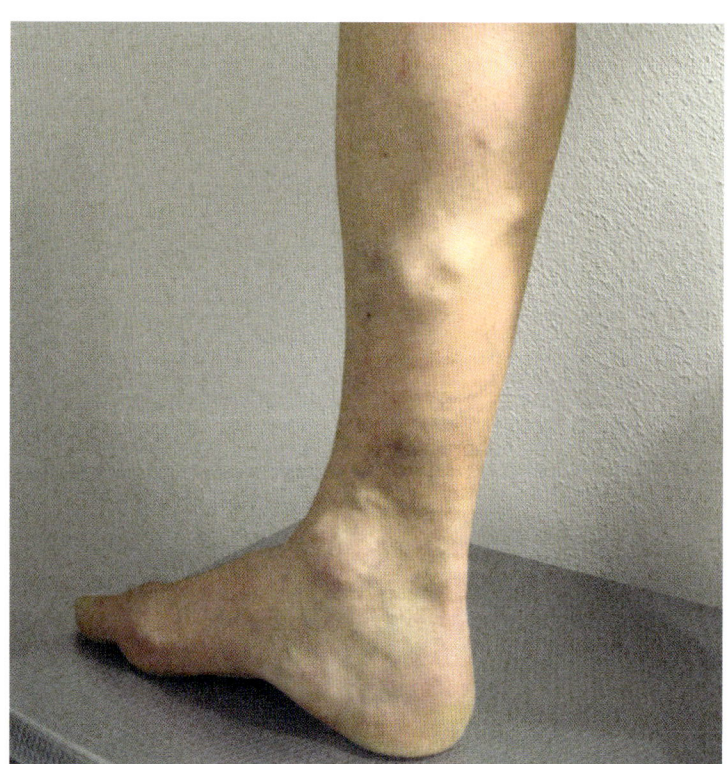

Chronische Stauung mit Ekzem der Haut bei ausgeprägten Krampfadern bei 52-Jährigem

Die Diagnose der Krampfadern

Auch in der Diagnose der Krampfadern hat es in den vergangenen 20 Jahren eine lebhafte Entwicklung hin zu immer feineren, genaueren und dabei schonenderen Methoden gegeben. Die moderne Diagnostik wird heute im Idealfall mittels einer „farbcodierten Duplex-Sonografie" ausgeführt – ein Verfahren, bei dem über einen Schallkopf von außen die Venen exakt dargestellt werden können und gleichzeitig der Untersucher die Flussrichtung, beziehungsweise die Geschwindigkeit des strömenden Blutes in roten und blauen Farben darstellen kann. Auf diese Weise kann der Arzt feststellen, ob die Venenklappen der untersuchten Venen noch intakt sind oder nicht: Bittet Ihr Arzt Sie bei der Untersuchung kräftig zu pressen oder zu husten und registriert dabei einen kräftigen Fluss in der untersuchten Vene nach

! Durch die Duplex-Sonografie kann der Arzt feststellen, ob die Venenklappen noch intakt sind oder nicht.

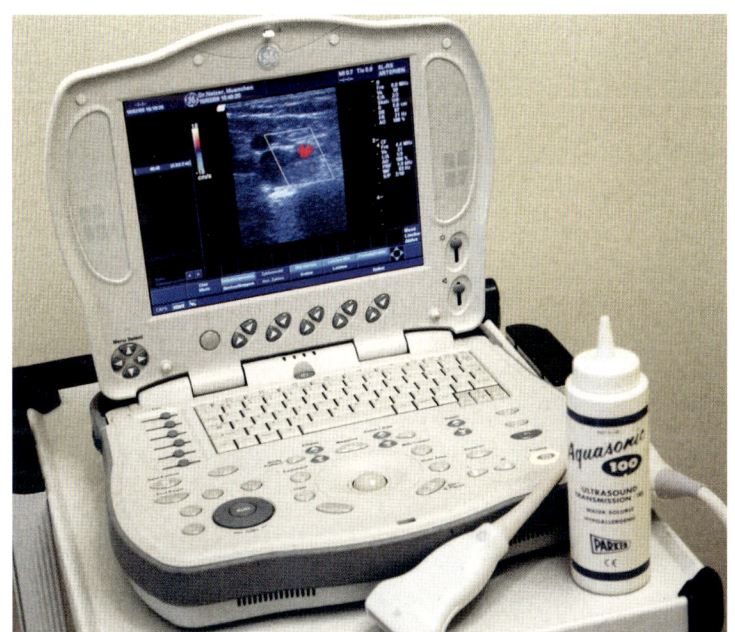

Modernes Duplex-Sonografiegerät

unten, in Richtung Peripherie, so ist klar, dass im betreffenden Abschnitt die Venenklappen defekt sein müssen. Andernfalls wäre der Blutstrom von den Klappen aufgehalten worden, und es wäre zu keiner messbaren Bewegung der Blutsäule gekommen. Mit der modernen Duplex-Sonografie, die natürlich auch in der Diagnostik der Arterien heute nicht mehr wegzudenken ist, kann der versierte Arzt auch Thrombosen untersuchen. Die Untersuchung ist schnell, effizient und sehr genau und bedeutet keinerlei Belastung für den Patienten.

Eine einfachere, aber auch entsprechend ungenauere Untersuchung stellt dagegen die Doppler-Sonografie dar, welche in mehrfacher Hinsicht die Entwicklungsvorstufe der Duplex-Sonografie darstellt. Bei dieser Methode wird eine kleine Ultraschallsonde in der Größe eines dicken Bleistiftes schräg auf das zu untersuchende Gefäß (Vene oder Arterie) aufgesetzt und mit einem Lautsprecher verbunden: Die Signale, welche die Stiftsonde nach Aussendung eines Ultraschallsignals wieder empfängt, werden hier in ein Tonsignal umgesetzt. Dabei wird der Ton umso höher, je schneller sich die beschallten Partikel – hier also die Blutkörperchen in dem Gefäß – auf die Sondenspitze hinbewegen. Dies beruht auf dem „Doppler-Effekt", benannt nach dem Salzburger Mathematiker Doppler, der das Verhalten von Schall gegenüber bewegten Objekten im 19. Jahrhundert erstmals wissenschaftlich beschrieben hatte. Mit dieser Methode kann der geübte Untersucher ebenfalls einen Klappenschaden diagnostizieren, es fehlen ihm aber weitere Informationen, wie die genaue Geschwindigkeit des Blutes, die Gestalt und der Durchmesser des Gefäßes und die Dicke der Gefäßwand.

Die ehemals gebräuchliche Standardmethode der „Phlebografie" wird heute nur noch in Ausnahmefällen zur Diagnostik benötigt: Dabei wird eine Vene (meist im Bereich der Großzehe) punktiert und unter ständiger Röntgendurchleuchtung ein jodhaltiges Röntgenkontrastmittel in die Venen injiziert. Durch An-

> **!**
> Bei der Doppler-Sonografie werden die Blutkörperchen im Gefäß „hörbar" gemacht.

stauen an verschiedenen Bereichen des untersuchten Beins und Pressen des Patienten (oder Husten) kann man bildlich den Fluss des Blutes mit dem Kontrastmittel beobachten und einen eventuellen krankhaften Rückfluss sehr deutlich darstellen. Da die Methode aber umständlich und mit einer Strahlenbelastung sowie der Gabe eines Kontrastmittels verbunden ist, muss heute eine spezielle Fragestellung vorliegen, die mittels der Duplex-Sonografie nicht gelöst werden kann, damit die Phlebografie angewandt wird.

> **!** Die Phlebografie zeigt den Blutfluss mit dem Kontrastmittel.

Die Behandlung der Krampfadern *ohne* chirurgischen Eingriff

Die medikamentöse Behandlung

Seit Jahrhunderten versuchen die Menschen, Medizin gegen die Beschwerden bei Krampfadern zu finden und sind dabei auf einige wenige Stoffe gestoßen, die Linderung geben. Keine der genannten Substanzen aber ist in der Lage, die Krampfadern substanziell zu beseitigen, sie alle dienen nur der Therapie der Begleiterkrankungen und Symptome, wie der Linderung des Schweregefühls, des Juckreizes und der Schwellungen.

Bei Präparaten aus der *Rosskastanie* lindern die Extrakte der Frucht und der Blätter die Schwellungen und entzündlichen Begleiterscheinungen der Krampfadernerkrankung in gewissem Ausmaß und zwar sowohl bei der direkten, lokalen Anwendung als Wickel, in Form von Salben oder Tinkturen, als auch in Form von oral verabreichten Zubereitungsformen, wobei es hier Dragees, Pillen und Tropfen gibt. Aber auch die intensivste Anwendung von Rosskastanienpräparaten kann weder eine vorhandene Krampfader beseitigen, noch deren weitere Neubildung verhindern. Als Begleittherapie und zur Eigenbehandlung aber sind die Präparate verbreitet und sehr beliebt. Gleiches gilt sinngemäß für die Zubereitungen aus *Weinlaub*.

> **!** Medikamente lindern nur die Begleiterkrankungen und die Symptome, können die Krampfadern allerdings nicht beseitigen.

> **!**
> Rosskastanie- und Weinlaubpräparate werden als Begleittherapie und zur Eigenbehandlung eingesetzt.

Ebenfalls sehr häufig angewendet werden von Laien wie Ärzten *heparinhaltige Salben*. Heparin ist ein Eiweißstoff, der die Blutgerinnung negativ beeinflusst und in Form von entsprechend standardisierten Injektionen zur Vorbeugung und Behandlung von Blutgerinnseln verwendet wird. Das Heparin wird dabei heute in industriellem Umfang aus der Schleimhaut von Schweinedünndarm gewonnen und auch in Salben und Gels verarbeitet. Obwohl es bis heute umstritten ist, ob die heparinhaltigen Zubereitungen überhaupt die Haut durchdringen können, erfreuen sich diese Präparate großer Beliebtheit bei Patienten wie Fachleuten. Sie werden sehr häufig eingesetzt bei entzündlichen Begleiterkrankungen und Folgeerscheinungen der Krampfadererkrankung, wie Venenentzündungen und Blutergüssen, die bei den bindegewebsschwachen Venenpatienten gehäuft auftreten.

Heparin in Form von Injektionen ist – im Gegensatz zu den externen Anwendungen – wissenschaftlich ausgezeichnet untersucht und dokumentiert, seine Wirkung ist seit Jahrzehnten bestens bekannt. Das injizierte Heparin blockiert die Bildung von Blutgerinnseln an einer bestimmten Stelle des sehr komplizierten

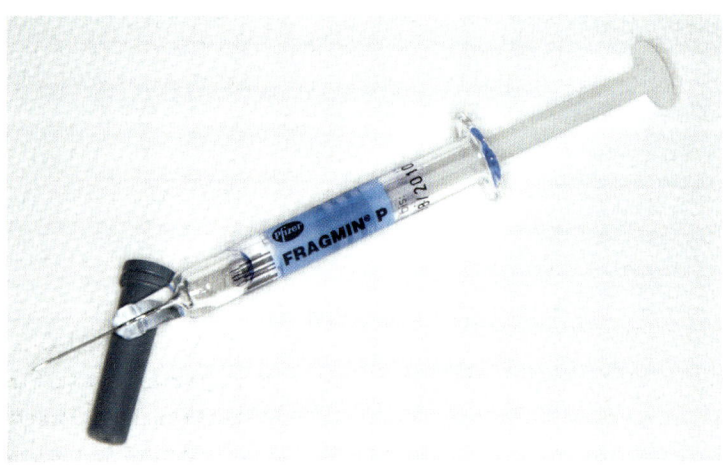

Fertigspritze eines Heparinpräparates

Gerinnungsvorgangs, den man auch wegen seines raschen und fließenden Ablaufs „Gerinnungskaskade" nennt. Dabei kann – dosisabhängig – dieser Gerinnungsvorgang mehr oder weniger stark gehemmt werden, abhängig davon, ob man vorsorglich (prophylaktisch) eine Gerinnselbildung verhindern oder eine bereits vorhandene Gerinnselbildung behandeln will. Ersteres ist der Fall bei praktisch allen operativen Eingriffen, die die Mobilität der unteren Extremität beeinträchtigen oder anderweitigen Formen der Immobilisation, also etwa der krankheitsbedingten Bettlägerigkeit. Man spritzt dazu das Heparinpräparat in einer relativ niedrigen Dosis unter die Haut, was man auch „Low-Dose-Heparinisierung" nennt. Dabei werden die Heparine mit niedrigeren Molekulargewichten verwendet, deshalb werden diese Präparate auch als niedermolekulare Heparine bezeichnet, abgekürzt „NMH".

Zwischen diesen beiden Arten von Heparinlösungen bestehen große pharmakologische Unterschiede: Die ungetrennten Mischlösungen wirken insgesamt weniger intensiv als die niedermolekularen Lösungen und haben ein höheres Nebenwirkungsspektrum. Während man die erstgenannten Präparate zum Erreichen einer wirksamen Prophylaxe dreimal täglich injizieren muss, genügt dies bei den „NMH" einmal täglich. In der täglichen Praxis der Prophylaxe finden deshalb heute praktisch nur noch die niedermolekularen Präparate Anwendung. Man setzt sie in Form von vordosierten Fertigspritzen ein, die die Patienten auch selbst anwenden können. Diese Fertigspritzen werden Risikopatienten auch vor längeren Flug- oder Busreisen verordnet, um das Risiko einer Thrombosebildung während der Immobilisation in dieser Zeit zu reduzieren.

> **!** Heparininjektionen können von Risikopatienten vor längeren Flug- oder Bahnreisen selbst injiziert werden.

In meist höherer Dosierung als zur Vorbeugung wird das injizierte Heparin auch eingesetzt zur Behandlung von Thrombosen: Obwohl das Heparin nicht in der Lage ist, ein vorhandenes Blutgerinnsel aufzulösen, kann es das weitere Wachstum eines solchen durch ständiges Hinzukommen neuen geronnenen Blutes verhindern und so die Selbstheilung – sprich die körpereigene Auflösung des Gerinnsels – unterstützen (siehe „Thrombosen").

Ebenfalls in Salbenform liegt das *Hirudoid* vor. Es handelt sich hierbei um das Speichelextrakt aus dem medizinischen Blutegel *(Hirudo medizinalis),* einem sehr potenten Naturstoffgemisch, das effektiv in der Lage ist, auch bereits geronnenes Blut wieder zu verflüssigen, sodass es dann von den körpereigenen Fresszellen abgeräumt werden kann. Man setzt diese Salben, deren Wirkung allerdings wissenschaftlich ebenso wie die der Heparinsalben umstritten ist, auch bei Blutergüssen, Venenentzündungen und oberflächlichen Thrombosen ein.

Wesentlich wirksamer ist die Anwendung *lebender Blutegel:* Sie werden, nachdem die intakte Haut mit einer Lanzette angestochen wurde, auf das erkrankte Areal gesetzt und so lange belassen, bis sie sich in die Haut verbissen und ihren Speichel injiziert haben. Nun saugen sich die Egel mit dem aufgelösten und ungerinnbar gemachten Blut so lange voll, bis sie schließlich von selbst abfallen. Dieser Vorgang dauert von einigen Minuten bis zu einer Stunde. Aus der Bissstelle blutet der Patient noch bis zu 24 Stunden lang nach, deshalb muss ein saugender Verband angelegt werden. Da die Wirksubstanz, also der Speichel der Egel, hier direkt unter die Haut „injiziert" wird, kann die Diskussion darüber, ob die Substanz die Hautbarriere überwindet (wie bei den entsprechenden Hirudoid- oder Heparinsalben), entfallen. Das Verfahren, das sicher für die Patienten einige Überwindung bedeutet, kann als ausgesprochen effektiv bezeichnet werden. Da nur „frische" Blutegel aus entsprechend kontrollierten Zuchten angewendet werden, die nach getaner Arbeit getötet werden, ist die Übertragung von Krankheitserregern von Patient zu Patient ausgeschlossen.

Nicht nur wegen der modischen Rückbesinnung auf traditionelle Heilweisen, sondern vielmehr wegen der ausgesprochen

> **!**
> Blutegel werden vor allem bei hartnäckigen oberflächlichen Thrombosen und Venenentzündungen eingesetzt.

hohen Effizienz des Verfahrens, erfreut sich der Einsatz von Blutegeln in den letzten Jahren auch bei streng schulmedizinisch agierenden Ärzten wieder zunehmender Beliebtheit. Diese Behandlung wird meist bei hartnäckigen oberflächlichen Thrombosen und Venenentzündungen eingesetzt. Die Verwendung als Therapie der Venenerkrankung allgemein ist jedoch wissenschaftlich unbewiesen und kann aus empirischen Daten und aufgrund der Erkenntnisse über die Ursachen dieser Erkrankungen als unsinnig abgetan werde.

Die Substanzen *Acetylsalicylsäure* (Aspirin, ASS) *und verwandte Stoffe,* die man pharmakologisch zu dem großen Feld der „Antirheumatika" zählt, wirken alle in unterschiedlichem Maße entzündungshemmend und schmerzstillend. Deshalb werden sie in der Behandlung der Venenleiden auch bei Entzündungen eingesetzt, bei denen sie die Symptome lindern und die entzündlichen Zustände mildern sollen. Allerdings hat die Einnahme von Acetylsalicylsäure keinen messbaren Effekt auf die Blutgerinnung im venösen Teil des Kreislaufs (hingegen sehr wohl im arteriellen Schenkel), weshalb die Einnahme zur Vermeidung von Thrombosen keinesfalls sinnvoll ist, auch wenn dies häufig praktiziert und gelegentlich sogar von einzelnen Ärzten empfohlen wird.

Selbstverständlich hat sich auch die *homöopathische Medizin* mit den Venenleiden beschäftigt, und es gibt eine Vielzahl von Einzelmitteln und Kombinationen, die extern oder intern gegen diese Erkrankungen helfen sollen. Wenngleich jeder wissenschaftliche Wirkungsnachweis fehlt, so können allein schon aufgrund kühlender und die Haut beruhigender Eigenschaften gewisser Salbengrundlagen, die so angewandten Externa eine bestimmte entzündungshemmende und somit schmerzstillende Wirkung enthalten. Das Gleiche gilt auch für alle zuvor genannten Salben und Gele, wie für andere ähnliche Zubereitungen auch mit *Heilpflanzenauszügen* (Phytotherapeutika).

> **!** Homöopathische Mittel dienen der Kühlung und Beruhigung der Haut.

All diese von außen angewandten oder oral verabreichten Präparate – ebenso wie das injizierte Heparin – dienen nur der Behandlung von Symptomen und Begleiterkrankungen von Krampfadern und tiefer Venenschwäche, können aber die substanzielle Veränderung an den Gefäßwänden und Klappen nicht therapieren.

Die Kompressionsbehandlung

Die Kompressionstherapie ist eine der ältesten Maßnahmen zur Behandlung der Krampfadern und dem Leiden der tiefen Venen und zählt auch heute noch zu den unerlässlichen Bestandteilen der medizinischen Therapie.

Dabei werden bei der richtig angewandten Kompressionstherapie verschiedene Mechanismen genutzt, die zu einer Verbesserung des venösen Rückstroms und einer Reduktion von Folgeerkrankungen führen:

- Zunächst einmal werden bei entsprechender Kompression die äußeren Venen zusammengedrückt und damit zwangsläufig der Rückstrom durch das kaliberstärkere tiefe Gefäßsystem gefördert. Dort wird dadurch die Strömungsgeschwindigkeit erhöht, und so bilden sich weniger schnell Gerinnsel. Durch die Entleerung der äußeren Venen wird die Neigung dort zu oberflächlichen Thrombosen ebenfalls drastisch reduziert.
- Durch die Konzentration des Blutvolumens auf die tiefen Venen wird bei Bewegung zugleich die natürliche „Muskelpumpe" der Beine unterstützt.
- Wasseransammlungen in den Beinen (Ödeme) werden durch den höheren Druck des Gewebes verdrängt.
- Neuere Untersuchungen zeigen, dass durch Kompression der Beine von außen um ein bestimmtes Maß die Selbstheilungskraft der Gefäßinnenwände in Hinsicht auf ihre Fähigkeit, Gerinnsel aufzulösen, verstärkt wird.

> **!** Die Kompressionstherapie gehört zu den ältesten Maßnahmen zur Krampfaderbehandlung und ist immer noch aktuell.

Die vielfältigen positiven Wirkungen der Kompressionstherapie sind dabei der Erfahrungsmedizin schon seit vielen Jahrhunderten bekannt, aber erst in jüngster Zeit – und immer noch erstaunlich selten – Gegenstand gezielter wissenschaftlicher Untersuchungen.

Während in vergangenen Jahrzehnten die Venenärzte stets der Meinung waren, dass nur der fachkundig gewickelte Verband mit den entsprechenden speziellen Binden den Anforderungen an die Kompression gerecht werden würde, kann man heute feststellen, dass die modernen, industriell gefertigten Kompressionsstrümpfe und -strumpfhosen durchaus in der Lage sind, die nötigen Kompressionsdrucke zu erzeugen. Insbesondere bieten diese Produkte natürlich den Vorteil, dass sie jederzeit vom Patienten selbst gewechselt werden können und trotzdem eine lange gleichbleibende Qualität der Kompression erzeugen, wohingegen man früher den Patienten zumutete, oft wochenlang denselben Verband zu tragen.

> **!** Bei der Kompressionstherapie unterscheiden wir prinzipiell zwischen den Bandagentechniken und den Kompressionsstrümpfen.

Industriell gefertigte Kompressionsstrümpfe und -strumpfhosen erzeugen die nötigen Kompressionsdrücke und können von den Betroffenen selbst gewechselt werden.

Die *Kompressionsverbände* werden dabei mit unterschiedlichen Materialien vom Arzt oder einer ausgebildeten Fachkraft etwa nach Operationen oder Verödungsbehandlungen oder dann angelegt, wenn noch keine angepassten Kompressionsstrümpfe vorhanden sind oder eine sehr starke Entstauung und damit verbunden eine starke Änderung des Umfangs innerhalb kurzer Zeit zu erwarten ist. Zur Verfügung stehen dabei Binden aus Baumwolle, Viskose (Zellwolle) oder Mischungen aus diesen Materialien mit Elastan oder Elastodien und Polyamid (Perlon, Nylon) oder Baumwollbinden, die mit einer Zink-Gel-Masse imprägniert sind. Aus letzteren Binden werden die sogenannten Zinkleimverbände gewickelt, die leicht aushärten und medizinisch zu den „halbstarren" Verbänden gerechnet werden. Gerade in der Akut-

> **!** Bei akut entzündlichen Erkrankungen der Venen können die Zinkleimverbände die Haut beruhigen.

phase von entzündlichen Erkrankungen der Venen werden diese Verbände besonders geschätzt, weil die enthaltene Zinkzubereitung zusätzlich eine beruhigende Wirkung auf die Haut hat. Diese Verbände haben den großen Vorteil, dass sie sehr angenehm zu tragen sind und praktisch nicht verrutschen, also auch über Tage hinweg angelegt gelassen werden können. Zur Selbstanlage durch den Patienten sind sie aber nicht geeignet.

Verbände mit nur geringfügig längselastischen Binden, sogenannte Kurzzugbinden, werden ebenfalls meist vom Arzt oder ausgebildeten Fachpersonal angelegt und sind zwar sehr effektiv, können aber – weil sie oft verrutschen – meist nicht lange getragen werden. Insbesondere die Anlage dieser Verbände über den Unterschenkel hinaus ist oft problematisch, und Untersuchungen zeigen, dass bereits acht Stunden nach der Anlage solcher Verbände praktisch keine Kompressionswirkung mehr besteht, und die Touren des Verbandsmaterials bis zum Knie oder sogar darunter abgerutscht sind.

Eine wesentliche Erleichterung in dieser Hinsicht stellen die Binden dar, die an sich selbst und an der Haut haften. Leider sind diese Binden teurer als die – ohnehin schon nicht besonders preiswerten – Kurzzugbinden und werden deshalb nur verhältnismäßig selten routinemäßig eingesetzt.

Insgesamt ist es recht schwer, medizinisch korrekte, wirkungsvolle Kompressionsverbände so anzulegen, dass einerseits der optimale therapeutische Effekt erreicht und andererseits kein Schaden angerichtet wird. Wie jede medizinische Therapie hat nämlich auch die scheinbar einfach und harmlose Kompressionstherapie durchaus mögliche Nebenwirkungen und kann erhebliche Komplikationen nach sich ziehen.

So kann es an vorspringenden Teilen der Extremität, beispielsweise den Knöcheln oder der Achillessehne, schon nach wenigen Stunden durch einen zu stark einwirkenden Druck eines Verbandes zu erheblichen Durchblutungsstörungen bis hin zum Auftreten eines hartnäckigen Druckgeschwürs kommen. Aus diesem Grund müssen Kompressionsverbände oft mit entsprechendem Polstermaterial entweder generell oder wenigstens an den gefährdeten Stellen fachmännisch abgepolstert werden.

Auch ist die Anlage eines effektiven Kompressionsverbandes an einer Extremität (übrigens auch an der oberen, also den Armen) beim Vorliegen einer höherwertigen arteriellen Verschlusskrankheit oft nicht möglich und medizinisch verboten oder „kontraindiziert", wie der Mediziner sagt. Es kann, wenn der Druck des Verbandes von außen den geringen noch in der Peripherie verbliebenen Blutdruck in den Schlagadern überschreitet, zu einer so starken Durchblutungsstörung kommen, dass Gewebsareale oder sogar Zehen (oder Finger) absterben.

Ebenso gefährlich ist das Anlegen eines straffen Kompressionsverbandes – und nur ein solcher macht Sinn im Dienste der Venen- oder Lymphtherapie – beim Vorliegen von schweren Gefühlsstörungen in der Peripherie, weil hier der Schmerz, der sonst bei relativ gesehen zu starker Kompression auftreten würde, ausgeschaltet ist und somit der entscheidende Alarmmechanismus fehlt: Der Patient bemerkt nicht, dass er ein Druckgeschwür entwickelt oder Teile seiner Extremität minderdurchblutet sind. Aus diesen Gründen werden Kompressionsverbände in der Regel nur vom Arzt und seinen geschulten Assistenten angelegt und nicht von Angehörigen oder den Patienten selbst. Die Zeiten, in denen es zum typischen Erscheinungsbild vieler älterer Menschen (insbesondere Frauen) gehörte, mit notdürftig selbst bandagierten Beinen mühsam zu laufen, sollten im medizinisch ausgezeichnet versorgten Mitteleuropa wirklich der Vergangenheit angehören.

Weil die moderne *Kompressionsbekleidung* eine so hervorragende Qualität und einen so hohen Tragekomfort bietet, wird sie heute wesentlich häufiger als der gewickelte Verband zur längerfristigen Therapie eingesetzt. Wenn hier die Rede von Kompressionsstrümpfen und -kleidung ist, dann sind damit keinesfalls die

> **!** Kompressionsverbände können nur vom Arzt oder ausgebildeten Fachpersonal angelegt werden.

kosmetischen Stützstrümpfe und -hosen gemeint, die nur eine ganz geringe Kompressionswirkung aufweisen und für eine medizinische Therapie nicht geeignet sind. Diese Kleidungsstücke vermitteln zwar subjektiv sicher eine gewisse Erleichterung, ihr Anpressdruck reicht aber keinesfalls dazu aus, oberflächliche Venen zu komprimieren, weshalb ihnen eine messbare Wirkung auf die Zirkulation abgesprochen werden muss.

Andererseits soll ausdrücklich darauf hingewiesen sein, dass moderne, medizinische Kompressionskleidung durchaus auch ästhetischen Ansprüchen gerecht wird und optisch vielen anderen Konfektionsstrümpfen keineswegs nachsteht.

Bei der Kompressionskleidung unterscheiden wir vier verschiedene Kompressionsklassen, die man entsprechend dem Anpressdruck in Bewegungslosigkeit im Bereich der Fessel einteilt, der im klassischen medizinischen Blutdruckmaß angegeben wird – in Millimetern Quecksilbersäule, abgekürzt „mmHg" (oder heute auch in der Angabe in Millipascal „mPa").

> **!** Kompressionsstrümpfe werden in vier Klassen unterteilt, die den Druck angeben, den der Strumpf auf das Gewebe ausübt.

Angegeben werden diese Klassen mit dem Kürzel „KKL" oder „CCL" in einem Annäher im Bekleidungsstück zusammen mit dem Symbol der „Gütezeichengemeinschaft Medizinischer Gummistrümpfe", die zeigen, dass es sich hier um ein (in der Regel) erstattungsfähiges, medizinisches Hilfsmittel handelt. Diese Einteilung in vier Kompressionsklassen ist deshalb sinnvoll, weil sie die Druckverhältnisse im venösen und arteriellen System der behandelten Extremität gut widerspiegelt und dem Arzt so die Möglichkeit gibt, die individuell passende Druckklasse auszuwählen.

Der Arzt wird also für seinen Patienten entsprechend der medizinischen Anzeige („Indikation") und den möglichen Gegenanzeigen („Kontraindikation") die passende Kompressionsklasse auswählen:

Die Klasse I (etwa 20 mmHg Druck) dient dabei der Vorbeugung (Prophylaxe) von Thrombosen und Venenentzündungen bei vorübergehender Immobilisation von weitgehend gesunden

Personen, beispielsweise im Rahmen einer Operation oder sonstiger Bettlägerigkeit. Bekleidung dieser Klasse führt zu einer leichten oberflächlichen Kompression der Hautvenen und verstärkt somit den venösen Rückstrom und die Selbstheilungskraft der Gefäßinnenwände bei Gerinnselbildung. Strümpfe dieser Klasse werden auch gerne als „Antithrombosestrümpfe" bezeichnet, sind meist weiß und tragen oft das Kürzel „AT" für „Antithrombose". Viele Menschen in anstrengenden Sitz- und Stehberufen tragen diese Strümpfe auch ohne strenge medizinische Indikation, um der Ermüdung der Beine vorzubeugen. Man spricht hier von leichter Kompression.

Die Klasse II (etwa 30 mmHg Druck) ist wohl die am häufigsten angewandte, mittlere Kompression und dient sowohl der primären Behandlung von Varizen, als auch der Nachbehandlung nach Operationen oder Verödungen und wird ebenfalls als Langzeittherapie nach abgelaufenen Thrombosen und Klappenschäden im tiefen Venensystem verordnet. Diese Klasse führt bereits zu einer kompletten Kompression der oberflächlichen Venen und damit zu einer deutlich spürbaren Zunahme des venösen Flusses im tiefen System. Anwendung finden Strümpfe oder Strumpfhosen dieser Klasse auch bei der Behandlung des venös bedingten Beingeschwürs („Ulcus cruris", siehe „Das offene Bein") und bei Krampfadern während der Schwangerschaft. Im Gegensatz zur leichten Kompressionsklasse I sind diese Bekleidungsstücke meist nur unter dem Erlernen bestimmter Techniken vernünftig selbst anzuziehen, oft werden auch Anziehhilfen benötigt, insbesondere wenn die Patienten älter sind oder Gelenkerkrankungen der Hände haben.

Die Klasse III (etwa 40 mmHg Druck) entspricht einer starken Kompression. Sie findet Anwendung bei schweren venöse Erkrankungen, bei denen vor allem das tiefe Venensystem betroffen und es dort zu einem ständigen, chronischen Rückstau infolge fehlender Klappen gekommen ist. Auch bei starken Ödemen

> **!** Die Klasse I dient der Prophylaxe von Thrombosen.

> **!** Die Klasse II wird nach Operationen oder bei Schwangerschaftsvarikosis getragen.

> **!** Bei schweren venösen Erkrankungen wird die Klasse III empfohlen.

> **!** Die Klasse IV wird beim schweren Lymphödem eingesetzt.

und den schweren Folgen der lang bestehenden venösen Insuffizienz, wie schweren Hautveränderungen („Atrophie blanche"), wird der Arzt diese Klasse verordnen.

Die Klasse IV (etwa 50 mmHg Druck und mehr) schließlich entspricht der sehr starken Kompression, wie man sie beim schweren Lymphödem und der „Elefantiasis" anwendet.

Die Kompression ist dabei nicht in allen Abschnitten des Strumpfes oder der Strumpfhose gleich groß: Am höchsten ist sie im Bereich der Fesseln und nimmt dann langsam und kontinuierlich nach oben zu ab – ein Prinzip, dem auch der gewickelte Kompressionsverband folgt, was aber hier nur bei erfahrenem Fachpersonal so gewährleistet ist – ein weiteres Argument für die Versorgung von Patienten zur längerfristiger Behandlung mit dem industriell gefertigten Strumpf.

> **!** Am höchsten ist die Kompression im Bereich der Fesseln und nimm dann nach oben hin ab.

Die Kompressionskleidung wird von der Industrie über den medizinischen Fachhandel (vor allem Sanitätshäuser) in verschiedensten Ausführungen angeboten: vom Unterschenkelstrumpf bis zum „Ganzkörperanzug", der jedoch in der Regel nicht für die Behandlung venöser Leiden, sondern von schweren Narben, etwa nach Verbrennungen, eingesetzt wird.

Im Bereich der Venentherapie – und hier insbesondere im Gebiet der unteren Extremität – werden routinemäßig diese Formen angeboten:

- Unterschenkelstrumpf, bis unter das Knie reichend
- Halbschenkelstrumpf, bis über das Knie reichend
- Schenkelstrumpf oder Oberschenkelstrumpf, den Oberschenkel noch weitgehend bedeckend
- Strumpfhose, bis zum Nabel reichend
- Leibhose, die den gesamten Bauchbereich bis zum Rippenbogen bedeckt

Der Arzt wird entsprechend der jeweiligen Erkrankungsform und natürlich auch der Lebensumstände des Patienten nicht nur die situativ passende Kompressionsklasse, sondern eben auch die entsprechende Form auswählen.

Es ist natürlich nicht sinnvoll, einer alleinstehenden alten Dame mit Arthrose in den Fingergelenken einen – vielleicht idealerweise durchaus angezeigten – Oberschenkelstrumpf der Klasse II zu verordnen, den sie nicht selbstständig anziehen kann. Hier ist dann ein Unterschenkelstrumpf, am besten kombiniert mit einer Anziehhilfe, besser, weil er getragen wird.

In vielen Fällen wird es genügen, Strümpfe aus dem riesigen Konfektionsprogramm der Hersteller zu verordnen. Entscheidend dabei ist, dass die Beine entsprechend fachkundig – und am besten morgens kurz nach dem Aufstehen – vermessen werden, was am besten in einem Sanitätshaus vom Fachpersonal und nicht in der meist hektischen Atmosphäre einer Apotheke erfolgt. In den Fällen, in denen aber ein Konfektionskleidungsstück nicht die entsprechende Passform und damit die nötige Kompression ohne Falten und Druckstellen erreicht, kann der Arzt selbstverständlich ein Maßstück verordnen.

Bei langfristiger Therapie ist darauf zu achten, dass mindestens im jährlichen, besser im halbjährlichen Abstand noch einmal neu gemessen und gegebenenfalls versorgt wird, da sich die Umfänge nicht nur durch Gewichtsschwankungen des Patienten infolge Ernährung, sondern eben auch durch eine effiziente Kompressionstherapie ändern können.

> **!** Kompressionsstrümpfe und -strumpfhosen müssen jährlich neu angepasst werden.

Die Verödung

Schon seit mehr als 100 Jahren wird die Verödung zur Behandlung der Krampfadern eingesetzt. Während in vergangenen Zeiten oftmals sehr aggressive und auch gefährliche Substanzen, beispielsweise mit Quecksilber, zur Therapie verwendet wurden, gibt es heute in Deutschland nur noch eine einzige zugelassene Substanz, das Polidocanol, ein einfacher Alkohol. Die Verödung der Krampfadern hat sich seit ihrer Entdeckung immer großer

> **!** Schon seit über 100 Jahren setzt man die (bequeme) Verödung zur Behandlung der Krampfadern ein.

Beliebtheit bei Patienten und Ärzten erfreut, stellt sie doch oftmals eine bequemere Alternative zur Operation dar. Dennoch ist auch diese Therapie – wie überhaupt jede medizinische Maßnahme – nicht frei von Risiken und Nebenwirkungen und muss von entsprechend geschulten Fachärzten unter sorgfältiger Beachtung aller Regeln ausgeführt werden.

Das Prinzip jeder Verödung ist der Verschluss eines Gefäßes durch die Injektion einer Substanz, welche die Gefäßinnenwand so schädigt, dass diese erst verklebt und dann in der Folgezeit fest verwächst.

Klassische Verödung und Schaumverödung

Heute stehen den Ärzten zur „Sklerosierung", wie die Verödung medizinisch genannt wird, prinzipiell zwei unterschiedliche Verfahren zur Verfügung: die klassische Methode unter Verwendung des flüssigen Medikaments und die Variante, in der das Präparat zu Schaum verarbeitet und dann so verabreicht wird, die soge-

> **!** Bei der klassischen Verödung wird flüssiges Verödungsmittel verwendet, bei der Schaumverödung wird das Medikament zu Schaum aufbereitet.

Herstellung des Schaums mit zwei Injektionsspritzen

nannte Schaumverödung oder auch „Mikroschaumverödung". Der so entstandene Schaum hat eine etwas andere Wirkungen als das ihm zugrunde liegende reine Verödungsmittel: Die schädigende, giftige („toxische") Wirkung auf die Gefäßinnenwand ist stärker und der Schaum blockiert – zumindest kleinste und kleine Gefäße –, sodass nicht gleich Blut nachströmen kann. Dadurch werden sowohl die Dauer als auch die Intensität der lokalen Schädigung erhöht. Außerdem hat der Schaum die Tendenz, sich selbst noch auszubreiten, weil er bei der Injektion unter einem gewissen Druck steht, den er durch Expansion auszugleichen versucht. Dadurch breitet er sich selbsttätig aus, was einerseits – besonders bei weit verzweigten Besenreisern und oberflächlichen Gefäßen – therapeutisch höchst wünschenswert ist, andererseits bei der Behandlung größerer Gefäße aber den Arzt zu größter Vorsicht zwingt, weil der Schaum so auch schnell einmal Gefäße erreichen und schädigen kann, deren Behandlung gar nicht gewünscht war.

> **!** Bei der Schaumverödung sind sowohl Dauer als auch Intensität der lokalen Schädigung erhöht.

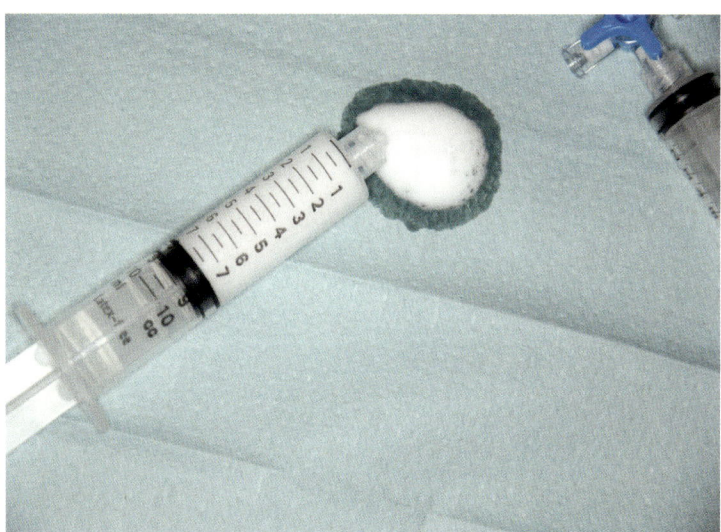

Injektionsbereiter Verödungsschaum

Verödungstechnik

Sowohl bei der klassischen Sklerosierung als auch bei der Schaumverödung muss das Medikament vom Arzt über eine dünne Kanüle in die betreffende Vene injiziert werden (teilweise werden auch dünne Kunststoffkatheter in die Venen gelegt). Dazu gibt es wiederum verschiedene Vorgehensweisen: Während der eine Therapeut den Patienten im Sitzen oder Stehen behandelt (damit die Venen zur Punktion gefüllt sind), benutzt der andere einen speziellen beweglichen Behandlungsstuhl oder -tisch, der bedarfsweise in verschiedene Positionen gebracht werden kann. Anschließend wird die Vene vorsichtig punktiert, was der Arzt durch das in die Kanüle zurücklaufende Blut sorgfältig kontrolliert, und dann ein entsprechendes Quantum der Verödungssubstanz in das Gefäß injiziert. Dabei wird man je nach Dicke des zu behandelnden Gefäßes eine mehr oder weniger stark konzentrierte Lösung (oder den Schaum derselben) wählen und natürlich die Menge des Präparates ebenfalls dem Volumen der Vene anpassen. Während der Arzt nun vorsichtig die Substanz spritzt, kann er bei kleineren Gefäßen durch direkten Blick auf die Gefä-

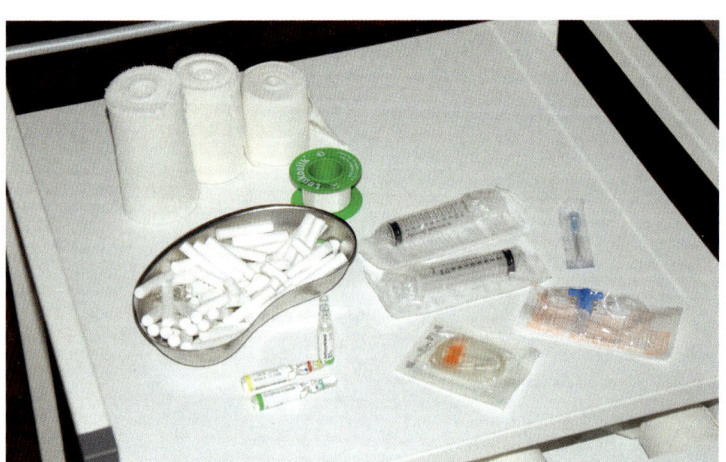

Verödungsbesteck

ße sehen, wie sich das Präparat in dem Gefäß verbreitet und dadurch die Blutsäule verdrängt.

Bei der Behandlung von Besenreisern und anderen oberflächlichen Venen sieht das spektakulär aus und beeindruckt die Patienten immer sehr. Ganz besonders ausgeprägt ist dieser Effekt, wenn Mikroschaum verwendet wird, weil dieser selbst einen Expansionsdrang hat und damit das Blut aktiv vor sich herschiebt. So werden vormals blaue oder rote Äderchen ganz plötzlich blass und durchscheinend.

Größere Gefäße liegen in der Regel tiefer, aus diesem Grund muss ihre Punktion unter Ultraschallkontrolle erfolgen, was aber sehr erfahrene Therapeuten voraussetzt. Gerade hier hat sich auch die Schaumverödung als besonders praktisch erwiesen, weil der Arzt den – im Ultraschall stark reflektierenden – Schaum sehr gut auf seinem Weg durch die Gefäße am Bildschirm beobachten kann. Wichtig ist, dass die Präparate nicht in unbegrenzter Menge gespritzt werden können, weil sie sonst verschiedene Nebenwirkungen haben können (siehe auch Seite 50).

> **!** Bei Besenreisern und anderen oberflächlichen Venen kann man sehen, wie sich das Präparat in dem Gefäß ausbreitet.

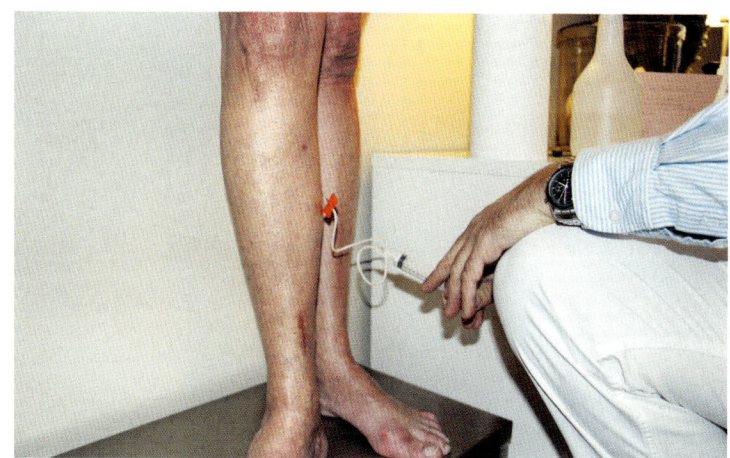

Verödung am stehenden Patienten

> **!** Gut geeignet für die Verödung sind vor allem Besenreiser.

Zur Verödung geeignete Venen

Im Prinzip ist jede oberflächliche Vene der Beine für eine Verödung nach den genannten Methoden geeignet – jedoch in sehr unterschiedlichem Maße und mit sehr unterschiedlichen Erfolgsaussichten. Gut geeignet sind vor allem sehr kleine Gefäße wie die typischen Besenreiser. Hier wird sich zwar dem Arzt heute die Frage stellen, ob er lieber den Laser oder lieber die Sklerosierung anwendet, jedoch ist die Verödung dieser kleinen Blutgefäße mit entsprechend verdünnten flüssigen oder schaumförmigen Präparaten gut und erfolgreich möglich. Eine Einschränkung stellen die – nicht selten – auftretenden braunen Flecken nach der Therapie dar, die zwar medizinisch an sich harmlos, ästhetisch jedoch sehr störend sind.

Je dicker die Gefäße sind, desto mehr muss man die Eignung zur Verödung – sowohl mit den flüssigen, als auch mit den schaumförmigen Mitteln – infrage stellen. Je größer das Venenvolumen ist, umso stärker fällt die – durch die Therapie verursachte – Entzündung naturgemäß aus, und auch die sich oft bildenden Gerinnsel in der Vene sind entsprechend dicker und schmerzhafter. Außerdem wird der angestrebte Verschluss des behandelten Gefäßes oft nur unzureichend und abschnittsweise erreicht und muss daher oft in mehreren Sitzungen nachbehandelt werden. Gerade bei der Behandlung der großen Stammvenen (große und kleine Rosenvene) gelingt die Verödung auch den geübten Behandlern oft nur unzureichend, sodass eine operative Entfernung des Gefäßes nötig wird, die jedoch wiederum durch die vorangegangenen Verödungen erschwert wird. Auch steigt mit der Größe der behandelten Gefäße die Rate und Schwere möglicher Nebenwirkungen und Komplikationen an, sodass die Verödung der großen Venen nur sehr eingeschränkt als empfehlenswert betrachtet werden kann.

> **!** Je größer die behandelten Gefäße, desto wahrscheinlicher treten Nebenwirkungen und Komplikationen auf.

Sehr gut geeignet – immer mit der Einschränkung eventueller ästhetischer Einschränkungen durch Braunfärbung (siehe Seite

51) – ist etwa die Verödung von verbliebenen Seitenastvenen nach erfolgreicher operativer Sanierung der Krampfadern der Stammvenen, weshalb diese Vorgehensweise heute durchaus zum üblichen Repertoire der modernen Phlebologie zählt.

Nach der Verödung

Nach der Injektion wird sofort ein straffer Kompressionsverband oder ein Kompressionsstrumpf der Klasse II (siehe Seite 36) angelegt. So wird erreicht, dass die behandelten oberflächlichen Venen kollabieren und die Veneninnenwände, die ja durch den Kontakt mit dem Verödungsmittel geschädigt wurden, aufeinanderliegen und so verkleben können.

Je nach der Größe des behandelten Gefäßes wird der Patient nun entweder dazu aufgefordert, einen kurzen strammen Spaziergang zu unternehmen – was man nach der Verödung von Besenreisern empfiehlt – oder sich mit hoch gelagerten Beinen einige Zeit auf eine Behandlungsliege zu legen, was man nach der Injektion in größere Gefäße in der Regel rät, um ein Abschwem-

> **!** Nach Verödung sollte man einen Kompressionsverband oder -strumpf tragen, sich bewegen oder die Beine hoch lagern.

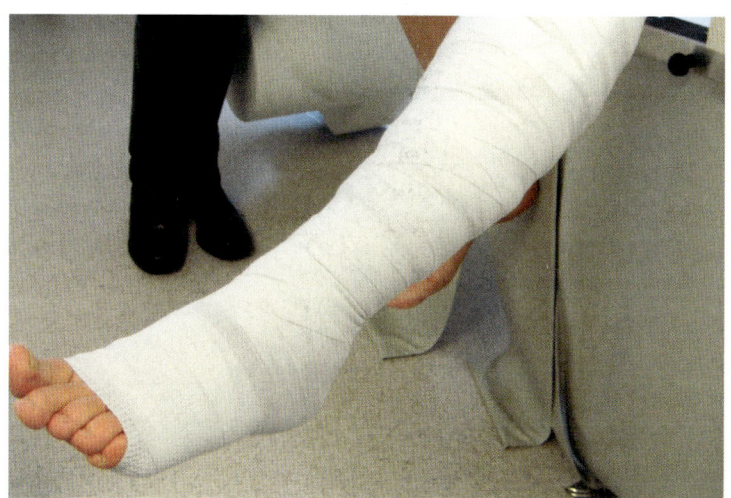

Kompressionsverband im Anschluss an eine Schaumverödung

men des Schaums in das tiefe Gefäßsystem zu verhindern. Der Kompressionsverband oder Strumpf müssen anschließend zwei oder drei Tage nach der Verödung kleinerer und bis zu 14 Tage nach der Verödung größerer Gefäße kontinuierlich getragen werden.

Vor- und Nachteile

Prinzipiell stellt die moderne Sklerotherapie (Verödung) mit den aktuell zur Verfügung stehenden Medikamenten eine effiziente und überwiegend sehr schonende und sichere Behandlungsmethode dar. Wie bei jeder medizinischen Maßnahme hat auch dieses Verfahren selbstverständlich mit der Belastung durch Nebenwirkungen und Komplikationen zu leben. Da die Verödung ja bewusst eine Schädigung der Gefäßinnenwand und eine fokale Entzündung provoziert, ist es nicht weiter verwunderlich, dass in der Folge auch öfter *Venenentzündungen* auftreten.

Diese Entzündungen können sowohl direkt an den behandelten Gefäßen als auch an angrenzenden Venen in Erscheinung treten und bieten das typische Bild der klassischen Venenentzündung, medizinisch „Phlebitis" genannt: Rötung, Überwärmung, schmerzhafte Verdickung und Verhärtung der betroffenen Gefäße. Bei kleineren Gefäßen, die knapp unter der Haut liegen, ist oft ein braunschwarzes Gerinnsel im Inneren zu erkennen. Die Therapie besteht hier aus verschiedenen entzündungshemmenden lokalen Maßnahmen, wie Kühlung durch Eis, kalte Kompressen oder Alkoholverbände (Wirkung durch die Verdunstungskälte), Quarkauflagen und entzündungshemmenden Salben, aber auch aus der Eröffnung der betroffenen Gefäße zur Entfernung des Gerinnsels. Dies ist eine besonders wirksame und wichtige, beim Patienten gleichwohl verständlicherweise unpopuläre Maßnahme: Kleine Venen werden einfach – und in der Regel ohne die Notwendigkeit einer örtlichen Betäubung – mit der scharf geschliffenen Spitze einer sterilen Einmalkanüle aufgeschlitzt.

> **!** Durch die bewusste Schädigung der Gefäßinnenwände kann es zur Venenentzündung kommen.

Bei größeren Gefäßen wird der Arzt eine örtliche Betäubung durch die Injektion eines entsprechenden Präparates durchführen, um dann das Gefäß mit einem spitzen Skalpell zu eröffnen. Das Ziel beider Maßnahmen ist die möglichst vollständige Entfernung des Gerinnsels, was oft durch multiple Einschnitte im Gefäßverlauf und das Auspressen oder Ausstreifen des geronnenen Blutes zu erreichen ist. Auch die Anwendung medizinischer Blutegel kommt eventuell in Betracht (siehe Seite 34).

Weniger medizinisch von Bedeutung, als vielmehr kosmetisch sehr störend sind *braune Flecken,* die nach einer Verödung auftreten und oft mehrere Jahre lang bestehen bleiben können. Diese Flecken treten scheinbar bei der heute sehr beliebten Schaumverödung häufiger auf als bei der konventionellen Therapie, die aber keinesfalls frei von dieser Komplikation ist.

Die Flecken werden durch zwei unterschiedliche Mechanismen verursacht: Zum einen können sie durch den Durchtritt des eisenhaltigen Blutpigments („Hämoglobin") aus dem behandelten und zerstörten Gefäß in das umgebende Gewebe verursacht werden, wo das Eisen abgelagert wird und oxidiert – also quasi rostet. Zum anderen kann es durch die lokale Entzündung zur

> **!** Medizinisch unbedenkliche braune Flecken treten vor allem bei der Schaumverödung auf.

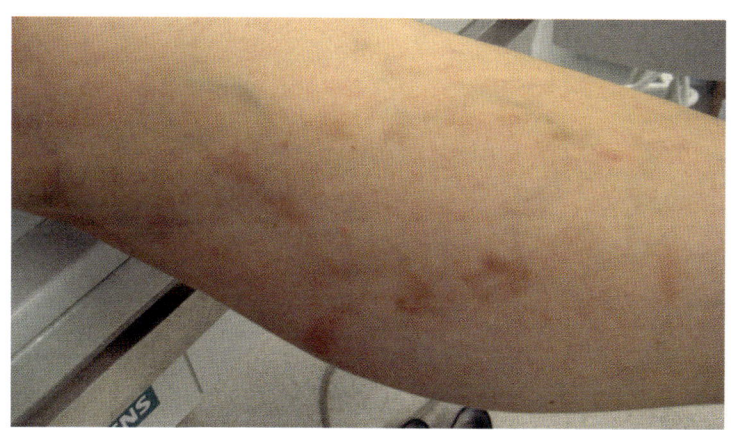

Braune Flecken nach Schaumverödung

> **!** Braune Flecken verschwinden meist wieder.

Aktivierung von pigmentbildenden Zellen und somit zur örtlichen vermehrten Pigmentierung kommen. Diese braunen Flecken sind meist im Verlauf der behandelten Vene zu finden und reichen stets in ihrer Ausdehnung über die des ehemals zugrunde liegenden Gefäßes hinaus. Die Behandlung dieser Veränderungen ist sehr schwierig und leider oft vergeblich: Gelegentlich – besonders bei der nicht durch Eisen verursachten Form – helfen bestimmte Laserarten, in der Regel aber müssen die Patienten mit den Flecken leben, getröstet vielleicht von dem Umstand, dass sie im Laufe von mehreren Jahren meist langsam verblassen und oft nahezu komplett verschwinden.

Der Arzt kann bei der Verödung selbst und danach wenig tun, um diese Komplikation zu vermeiden. Es scheint aber so zu sein, dass eine besonders sorgfältig durchgeführte Kompressionsbehandlung einerseits und die nötigenfalls frühzeitig vorgenommene Entfernung von Gerinnseln andererseits das Problem minimieren helfen.

Wesentlich schwerer wiegt das Problem der *tiefen Venenthrombosen*, das nach einer Verödung, überwiegend größerer Gefäße, auftreten kann. Während man das Phänomen nach der Behandlung oberflächlicher Besenreiser und anderer kleinkalibriger Venen nicht beobachtet, kann es bei der Verödung größerer Venen gelegentlich zur Bildung tiefer Thrombosen kommen. Insbesondere, wenn Stammvenen wie die große oder kleine Rosenvene oder Verbindungsvenen verschlossen werden sollen, kann es zum Eindringen von aggressivem Verödungsmittel in das tiefe Venensystem kommen, wo das Präparat unter ungünstigen Voraussetzungen ebenfalls eine Schädigung der Gefäßinnenwände auslösen kann. Durch diese Schädigung kann es zur Anlagerung von Blutbestandteilen an der Venenwand und damit zur Thrombosierung des Gefäßes kommen.

Ebenfalls häufiger bei der Schaumverödung als bei der konventionellen Technik (obgleich auch bei dieser möglich) ist das vorübergehende Auslösen von *Migräne* und *neurologischen Störungen* bis hin zur *vorübergehenden Erblindung*. Es scheint ein sehr deutlich dosisabhängiges Phänomen zu sein, das diese Störungen auslöst, daher tritt es praktisch nur bei der Verödung von stärkeren Venen auf, bei denen höhere Injektionsvolumina und Konzentrationen des Verödungsmittels benutzt werden. Die Störungen treten unmittelbar bei oder nach der Behandlung, noch in der Praxis des Arztes auf, und führen naturgemäß stets zu maximaler Aufregung auf beiden Seiten. Während relativ häufig über eine vorübergehende Benommenheit, leichten Schwindel oder Übelkeit berichtet wird, kommt es zum Glück selten zu den Erscheinungen einer typischen Migräne mit neurologischen Begleiterscheinungen wie Sehstörungen oder Beeinträchtigung des Sprachzentrums oder der Hörfähigkeit. Zur Vermeidung dieser gefürchteten Nebenwirkungen scheint vor allem die Wahl der richtigen Menge an Verödungsmittel entscheidend zu sein, wenngleich die Phänomene auch schon bei relativ geringen Mengen auftreten können, und es experimentell sogar gelang, den injizierten Schaum nach wenigen Sekunden im Kreislauf eines Patienten mittels Kernspintomographie in den Hirnarterien nachzuweisen.

Zum Glück noch seltener wird von den *Komplikationen versehentlicher arterieller Injektionen* durch Verödungsmittel berichtet. Diese Gefahr ist in der Regel sehr gering, insbesondere dann praktisch ausgeschlossen, wenn der Arzt etwa nur Besenreiser veröden möchte. Bei der Behandlung größerer Gefäße oder gar der Gefäßstämme hingegen ist die Gefahr real vorhanden und kann nicht geleugnet werden: Insbesondere ist das Risiko dann groß, wenn in unmittelbarer Nähe der zu punktierenden Vene eine Arterie liegt. Dies ist etwa der Fall in der Leiste, der Kniekehle und hinter dem Innenknöchel. Kommt es tatsächlich zur versehentlichen Injektion von Verödungsmittel in eine Schlagader, so hängt das Ausmaß der Komplikation natürlich wiederum sehr stark von der

> **!** Als Nebenwirkungen der Verödung treten vorübergehende Benommenheit, leichter Schwindel oder Übelkeit häufig auf.

> **!** Wird irrtümlich in die Arterie injiziert, kann es zu schweren Komplikationen kommen.

Menge und Konzentration des verwendeten Präparates und dem Kaliber des betroffenen Gefäßes ab. Die Bandbreite der verursachten Schäden reicht vom vorübergehenden Schmerz bis zur Maximalkomplikation – dem Verlust der Extremität durch kompletten, irreparablen Verschluss großer Teile der arteriellen Strombahn.

Die Behandlung der Krampfadern *mit* chirurgischem Eingriff

Die Lasertherapie

Bei der modernen Lasertherapie unterscheiden wir zwei vollkommen unterschiedliche Behandlungen:
- zum einen die Therapie oberflächlicher, feiner Venen, wie der Besenreiser, durch Lasertherapie der Haut und durch die Haut und
- zum anderen den Verschluss von Stammvenen durch Laserkatheter.

Lasertherapie bei Besenreiser und anderen feinen Gefäßen

In diesem Bereich hat die technische Entwicklung in den letzten Jahren große Fortschritte gemacht, die Behandlung feiner Gefäße arterieller und venöser Natur in der Haut und unter der Haut ist wesentlich effizienter und sicherer geworden und stellt heute sicher eine sehr gute Alternative oder Ergänzung zur Verödung dar (siehe Seite 43).

> **!** Laser eignen sich als gute Alternative oder als Ergänzung zur Verödung.

Im Bereich der Besenreiserbehandlung werden Laser eingesetzt, die ihre Lichtimpulse durch die Haut in die Gefäße senden, um diese zu zerstören. Es wird also ein entsprechendes Handstück eines Lasergerätes auf die Haut aufgesetzt oder knapp davor gehalten und anschließend der Laserimpuls ausgelöst. Diese Impulse sind extrem kurze, aber sehr intensive Lichtstrahlungen, deren Dauer sich im Bereich von Tausendstel Sekunden bewegt.

Dabei entscheidet die Wellenlänge des ausgestrahlten Lichtes, welche Struktur getroffen wird: Je nach Wellenlänge wird das Licht von unterschiedlichen Farben unterschiedlich gut aufgenommen („absorbiert") oder reflektiert. Um nun ein Blutgefäß zu erhitzen, bietet sich natürlich Rot als Zielfarbe an, das dort als Blutfarbstoff – das sogenannte Hämoglobin – in den roten Blutkörperchen vorliegt. Das Laserlicht sollte also idealerweise besonders von Rot und weniger von anderen Farben absorbiert werden, um möglichst gezielt in den Gefäßen zu einer Erhitzung und Zerstörung zu sorgen. Dazu werden heute verschiedene Lasersysteme verwendet, deren unterschiedliche Wellenlänge sich aus dem Medium ergibt, durch welches das Licht erzeugt wird.

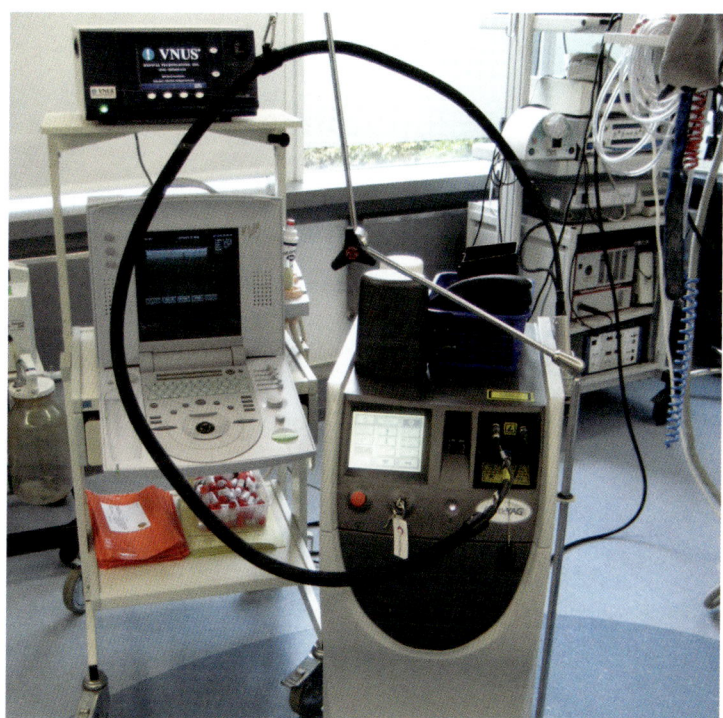

Modernes Lasersystem zur Behandlung von Besenreisern

> **!** Die Therapie der Besenreiser und der feinen Venen mit dem Laser ist zwar effizient, aber nicht völlig schmerzlos.

Trifft also nun ein solcher Laserimpuls, der meist mit einem Durchmesser von fünf bis zehn Millimetern auf die Haut gestrahlt wird, auf sein Ziel, nämlich das Rot der Blutkörperchen, so entsteht lokal kurzfristig starke Hitze. Durch diese Hitzeentwicklung wird das Gefäß, in dem sich die getroffenen roten Blutköperchen befinden, zerstört: Entweder platzt das kleine Gefäß sofort unter der Hitzeeinwirkung oder seine Wandschichten werden so geschädigt, dass es in der Regel zugrunde geht. „In der Regel" bedeutet aber auch gleich eine Einschränkung: Praktisch niemals gehen alle behandelten Gefäße nach nur einer Behandlung zugrunde, es sind meist mehrere Sitzungen im Abstand von mehreren Wochen nötig, um das gewünschte kosmetische Ergebnis zu erzielen. Dabei ist der Abstand zwischen den Behandlungen notwendig, um dem Körper Zeit zu geben, inzwischen die Reste der zerstörten Gefäße durch Fresszellen abzubauen. Da bei der Behandlung kurz starke Hitze im Gewebe entsteht, ist sie nicht schmerzlos.

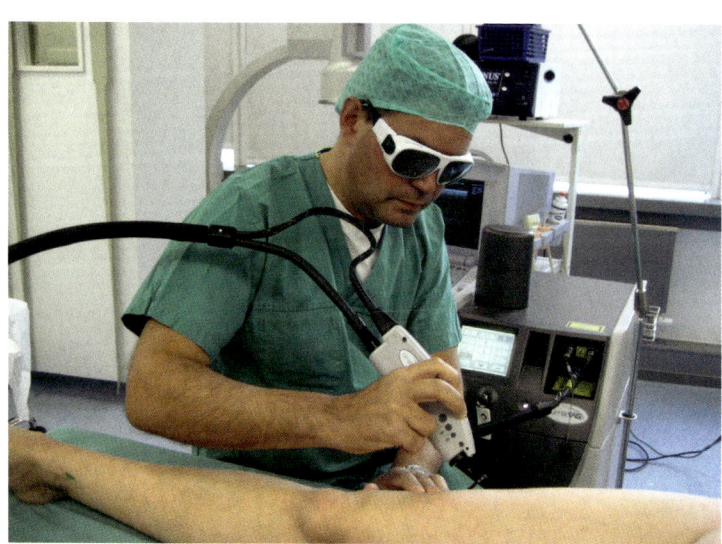

Laserbehandlung von Besenreisern

Je nach behandelter Region – so sind beispielsweise Füße, Knöchel und Kniekehlen ganz besonders empfindlich –, der Größe der behandelten Gefäße und der unterschiedlichen Schmerzempfindlichkeit der Patienten, wird von ganz geringen bis zu nicht unerheblichen Schmerzen berichtet. Letztlich wird das Ausmaß einer Behandlungssitzung auch von diesen Schmerzen begrenzt.

Die Anwendung von örtlicher Betäubung in Form von Injektionen ist aus verschiedenen Gründen nicht möglich: Zum einen ist die behandelte Fläche meist für eine solche „Infiltrationsanästhesie" zu groß, und man würde dazu solche Mengen an örtlichen Betäubungsmitteln brauchen, dass mit giftigen Nebenwirkungen zu rechnen wäre. Zum anderen müssten sehr viele Injektionen erfolgen, um beispielsweise beide Ober- und Unterschenkel ausreichend zu betäuben, und dies steht in keinem vernünftigen Verhältnis zur Schmerzhaftigkeit der eigentlichen Laserbehandlung. Schließlich reduziert das Einspritzen wässriger Lösungen unter die Haut den Effekt der Laserstrahlen und behindert so die Behandlung.

Als Alternative zu dieser aufwendigen Betäubungsform werden deshalb oft örtlich betäubende Cremes vor der Behandlung

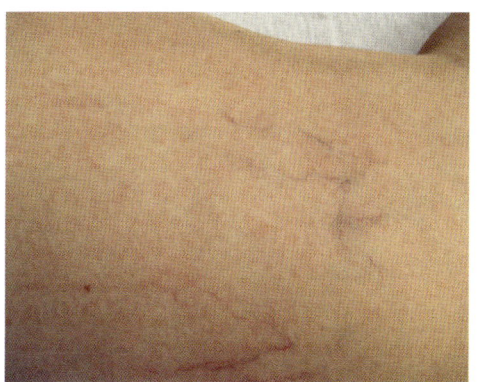 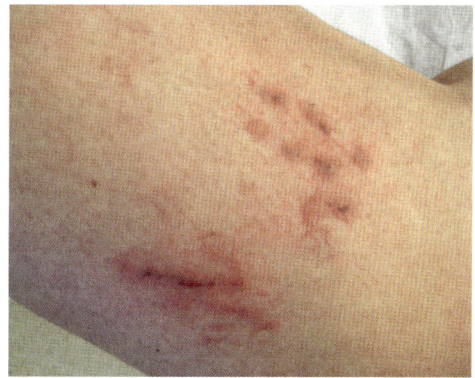

Besenreiser in der Kniekehle vor Laserung (links); Besenreiser in der Kniekehle unmittelbar nach der Laserung (rechts)

> **!** Betäubende Cremes löschen das Empfinden zwar nicht völlig aus, reduzieren aber die Schmerzhaftigkeit.

angewendet. Dennoch ist auch ihre Anwendung nicht ganz ohne Nachteil: Auch sie reduzieren etwas die Intensität des eingestrahlten Laserlichtes und führen so zu einer leichten Abschwächung der Effizienz. Um die Behandlung dennoch so angenehm wie möglich zu machen, werden die modernen Lasersysteme mit raffinierten Vorrichtungen versehen, welche die Schmerzempfindlichkeit der Haut reduzieren sollen. Beispielsweise wird vor dem Auslösen des Laserimpulses Kältespray automatisch auf die zu behandelnde Stelle gesprüht, oder die Behandlung erfolgt unter einem steten Strom eiskalter Luft.

Vor- und Nachteile der Lasertherapie bei Besenreisern

Im Gegensatz zu den Verödungstherapien treten nach einer Laserbehandlung nur selten *Pigmentveränderungen der Haut* auf, dennoch sollten die Patienten einige Tage vor und bis zu drei Wochen nach der Behandlung stärkere UV-Strahlung in Form von Sonnenbädern oder Solariumsbesuchen meiden, um eine stets mögliche Fleckenbildung zu verhindern. Wenn es dennoch zur Bildung von Pigmentstörungen kommt, so sind diese sowohl in Form von hellen als auch braunen Flecken möglich. In den meisten Fällen sind diese Störungen „reversibel", das heißt, sie verschwinden langsam wieder, wobei dies aber auch Jahre in Anspruch nehmen kann. Insbesondere die braunen Flecken sind hier besonders hartnäckig: Sie können – wie bei der Verödung (siehe Seite 43) – sowohl durch Eisenpigmentablagerung als auch durch die vermehrte Bildung von Melanin, dem braunen Farbstoff der Haut, verursacht werden.

> **!** Nach der Laserbehandlung sollte man für einige Zeit Sonnenlicht und Solarium meiden.

Ebenfalls kann es nach Laserbehandlung von Besenreisern zum *„Matting"* kommen. Hier bilden sich, wohl als Umgehungskreislauf, um die entfernten Venchen herum, zahlreiche, extrem feine Gefäße innerhalb der Haut, die der behandelten Stelle oftmals das Aussehen eines „blauen Flecks" verleihen. Die Unterscheidung des Mattings von einer Pigmentstörung ist recht einfach: Man drückt mit dem Finger kräftig auf die betroffene Hautpartie, lässt dann schnell los und beobachtet die Reaktion auf der Haut: Wird der Fleck durch den Druck blass und nimmt dann ganz schnell wieder die ursprüngliche, dunkle Farbe an, so ist er gefäßbedingt, und der Druck des Fingers hatte zu einer vorübergehenden Entleerung dieser Gefäße geführt, die sich umgehend wieder füllen. Verändert der Fleck hingegen nicht oder nur ganz unwesentlich die Farbe, so handelt es sich um eine Pigmenteinlagerung in der Haut.

Das „Matting-Phänomen" kann nach den unterschiedlichsten Behandlungen oberflächlicher Venen auftreten: Wir finden es sowohl nach Stripping als auch nach der lokalen Entfernung von Venen mittels Häkchen (siehe Seite 82) und nach Laser- und Radiowellenbehandlungen (siehe Seite 65) und eben nach den Verödungen und dem Lasern von Besenreisern.

Die Behandlung des Matting ist bis heute relativ schwierig: Die hierbei zugrunde liegenden Gefäße sind so fein, dass sie sowohl für die feinsten Kanülen zu dick – und damit einer Verödung nicht zugänglich – sind, als auch für den Laser nur ein unzureichendes Ziel bieten. Um wirken zu können, benötigt der Laser ein gewisses Maß an roten Blutkörperchen in dem Gefäß, das es auszuschalten gilt. Ist ein Gefäß aber so dünn, dass nur sehr wenige Erythrozyten in ihm enthalten sind, ist auch die Absorption des Laserlichtes und mit ihr die Bildung von Hitze durch diesen Vorgang so gering, dass es nicht zu einer zuverlässigen Gefäßzerstörung kommt. So harmlos der Mattig-Effekt medizinisch gesehen sein mag, so kosmetisch störend wirkt er sich aus, und die Patienten sind über sein Erscheinen verständlicherweise oft sehr unglücklich.

> **!** Die Behandlung des Matting ist bis heute relativ schwierig.

Die Laserbehandlung eines oder beider Beine bei Besenreiserbefall geht dabei in kurzer Zeit vonstatten – oft genügen Therapiesitzungen von weniger als zehn Minuten. Es ist davon auszugehen, dass niemals alle behandelten Gefäße nach der Behand-

> **!** Nach der Laserbehandlung müssen keine Kompressionsstrümpfe getragen werden.

lung zerstört werden: Zwischen zehn und 30 Prozent der „beschossenen" Venen überstehen den Vorgang, weshalb stets mehrere Sitzungen zum Erreichen des gewünschten Erfolges nötig sind. Zwischen zwei Behandlungen muss dabei eine Zeitspanne von wenigstens zwei bis drei Wochen liegen: Die geplatzten Gefäße führen zur Bildung kleiner Hämatome und müssen zusammen mit diesen von den körpereigenen Fresszellen abgeräumt werden, was etwa diesen Zeitraum in Anspruch nimmt. Im Gegensatz zu einer Verödungstherapie ist aber nach einer Laserbehandlung von Besenreisern nicht das Tragen von Kompressionsverbänden oder -strümpfen nötig, auch andere Einschränkungen der normalen Tagesaktivitäten der Patienten sind möglich, lediglich mit der Einschränkung, dass intensive UV-Strahlung auf den behandelten Arealen zu meiden ist (siehe Seite 58).

Verschluss von Stammvenen durch Laser

Hier wird der Laser nicht benutzt, um kleine Gefäße von außen, also durch die Haut hindurch zu zerstören, sondern das Laserlicht wird durch eine Lichtleitung in das Gefäßinnere gebracht. Die Therapien, die von innen auf das Gefäß wirken, nennt man „endoluminale" Verfahren, wozu auch die unten beschriebene Radiofrequenz-Katheter-Therapie zählt. Bei dem „endoluminalen" Laserverfahren geht der Chirurg folgendermaßen vor: Die zu behandelnde Vene – es handelt sich hier in der Regel um die große Rosenvene (siehe Seite 10) – wird punktiert, es wird eine entsprechend dicke Venenverweilkanüle aus Teflon oder eine sogenannte Schleuse gelegt, eine Kanüle mit einem Verschlussmechanismus, durch die man Instrumente, wie Katheter, in ein Gefäß einführen kann.

Die Punktion der Vene erfolgt dabei entweder unter direkter Sicht des Therapeuten im Bereich des Innenknöchels, vor dem ja die „Vena saphena magna" (große Rosenvene) meist sehr gut identifizierbar ist, oder unter Ultraschallkontrolle in Höhe etwa des Kniegelenkes an der Innenseite von Ober- oder Unterschenkel. Dabei hat der Chirurg ein steriles Ultraschallset zur Verfügung, mit dessen Hilfe er zunächst die Vene identifiziert, die im genannten Bereich durchaus bis über einen Zentimeter tief unter der Haut liegen kann. Dann führt er – stets unter Sicht auf den Ultraschallmonitor – die Kanüle zielgerichtet in die Vene ein und legt die beschriebene Schleuse. Durch diese Schleuse kann der Operateur nun einen dünnen Lichtleiter in die zu behandelnde Stammvene einführen, die an ihrer Spitze das Laserlicht aussenden kann. Diese Faserleitung wird durch die erkrankte Vene nach oben geschoben, bis an die Mündungsklappe im Leistenbereich, an die Kreuzung zwischen oberflächlichen und tiefen Stammvenen. Wichtig ist dabei, dass die Spitze der eingeführten Faser so weit unterhalb der eigentlichen Einmündung platziert wird, dass bei Betätigung des Lasers das tiefe Stammgefäß keinesfalls Schaden nehmen kann.

> **!** Das Laserlicht wird durch eine Lichtleitung in das Gefäßinnere gebracht.

Nach der erfolgreichen Positionierung des Lichtleiters spritzt der Chirurg nun um das gesamte zu behandelnde Segment der erkrankten Vene eine spezielle Betäubungsmischung. Diese Mischung nennt man „Tumeszenz-Lokalanästhesie" (TLA). Neben der rein örtlich betäubenden Wirkung hat das Medikament noch weitere Eigenschaften: Durch seinen Zusatz an Adrenalin wirkt es gefäßverengend, das heißt, Blutgefäße (speziell Arterien) ziehen sich unter dem Einfluss der Lösung so zusammen, dass es bei Operationen zu geringeren Blutungen kommt. Weiter hat das Medikament eine leicht entzündungshemmende Eigenschaft durch die Beimengung einer geringen Menge an Kortison. Besonders positiv wirkt sich die sehr lang anhaltende schmerzstillende Wirkung nach Operationen aus, die oft deutlich länger als 24 Stunden anhält.

Bei der beschriebenen Lasertherapie der Stammvenen wird die Lösung nicht nur zur Schmerzstillung, sondern auch zur Kühlung um das Gefäß gespritzt: Sobald ein Flüssigkeitsmantel um das ganze Gefäß herum durch die Injektionen angelegt wurde, aktiviert der Chirurg den Laser, anschließend wird Laserlicht durch die Faserspitze in das Blut des Gefäßes gestrahlt. Wiederum (wie beim Lasern der kleinen Gefäße durch die Haut hindurch) wird dieses Licht vom roten Blutfarbstoff absorbiert, es entsteht eine starke Hitzeentwicklung mit Temperaturen bis zu 1000 Grad Celsius.

Allerdings muss eben die Umgebung der Vene vor dieser hohen Temperatur geschützt werden, wozu der Mantel aus der Lösung dient. Infolge der Hitzeeinwirkung auf die Gefäßwände werden diese zerstört und die Bindegewebsfasern aus Kollagen verkürzen sich so stark, dass sich die Venen zusammenziehen. Während der Chirurg nun die Faser langsam und kontinuierlich aus dem Gefäß zieht, wird die Vene ebenso schnell zerstört und verschlossen. Das so zerstörte Gefäß wird im Laufe einiger Monate von den körpereigenen Abwehr- und Aufräummechanismen abgebaut.

Der Vorgang der Laserbehandlung kann vom Operateur die ganze Zeit über auf dem Monitor des Ultraschallgerätes verfolgt werden und endet mit der Entfernung der Schleuse und einer Hautnaht oder dem Anbringen von Klammerpflastern über der kleinen Stichwunde.

Nach der Lasertherapie beim Verschluss von Stammvenen

Nach der Operation müssen die Patienten zunächst einen strammen Kompressionsverband, und nach etwa 24 Stunden einen medizinischen Kompressionsstrumpf der Klasse II (siehe Seite 41) tragen. Diesen Strumpf wendet man postoperativ für etwa zehn bis 14 Tage an. Ebenfalls wird täglich (vom Patienten selbst) ein Heparinpräparat unter die Haut gespritzt, um eine Thrombose der tiefen Venen zu verhindern.

> **!** Der Patient benötigt nach der Operation einen Kompressionsstrumpf sowie ein Heparinpräparat.

Vor- und Nachteile der Lasertherapie beim Verschluss von Stammvenen

Im Gegensatz zu solchen Patienten, die sich einem konventionellen „Stripping" unterziehen mussten (siehe Seite 72), sind die so Behandelten nur von geringen Beschwerden nach der Operation geplagt und teilweise sogar komplett schmerzfrei.

Ganz wesentliche Vorteile der „endoluminalen" Verfahren aus dem Veneninneren liegen darin, dass das Umgebungsgewebe so gut wie gar nicht geschädigt wird, und es dadurch, dass keine Vene herausgezogen wird, nicht zum Abreißen von Seitenvenen und damit zur Einblutung größeren Ausmaßes kommt. Am meisten plagt nämlich diejenigen, bei denen herkömmlich gestrippt wurde, die oft massive Einblutung in den Kanal, den die entfernte Vene hinterlässt. Dieser Effekt entfällt mangels Entfernung einer Vene komplett, wodurch das Krankheitsgefühl nach der Behandlung bei den Patienten nach einer solchen Laserbehandlung ganz wesentlich geringer ist.

Viele dieser so Therapierten nehmen ihr normales Alltagsleben bereits nach kurzer Zeit – oftmals innerhalb weniger Tage – wieder auf. Allerdings kann es, wegen der erheblichen Hitzeentwicklung einerseits oder durch direkte Wirkung des gebündelten Laserstrahls auf die Gefäßwand andererseits, zu *Perforationen der behandelten Vene* kommen. Diese Löcher in der Venenwand führen zum Austritt von kleineren Mengen Blut in die unmittelbare Umgebung des behandelten Gefäßes und zur Bildung eines lokalen Blutergusses. In zahlreichen Fällen kommt es deshalb einige Tage nach einer Laserbehandlung einer Stammvene dann zu einer entzündlichen Reaktion um das Gefäß herum, medizinisch einer *„Periphlebitis"*. Dieses Phänomen ist allgemein bekannt und tritt meist nach einer erscheinungsfreien Zeit von drei bis fünf Tagen auf, die man auch das „freie Intervall" nennt. Anfänglich völlig beschwerdefreie Patienten entwickeln dann langsam stärker werdende Beschwerden, die meist der Behandlung mit örtli-

> **!** Die Entzündungen und Blutergüsse um die behandelte Vene herum sind medizinisch gesehen eher harmlos.

chen und allgemein wirksamen Entzündungshemmern bedürfen. Es kann also durchaus sein, dass ein Patient zunächst sofort wieder seine Arbeit aufnimmt, aber nach einigen Tagen wegen zunehmender Beschwerden sich wieder in ärztliche Behandlung begeben und die normalen Aktivitäten wieder einstellen muss.

Oft werden die Aktivitäten und die Schmerzfreiheit der Patienten nach der Operation von begleitenden Maßnahmen, wie der Entfernung von Seitenastvenen, limitiert: Wie stets bei der Behandlung der Stammvenen – unabhängig vom gewählten Therapieverfahren – verschwinden nicht automatisch mit der Ausschaltung derselben auch alle sichtbaren Krampfadern. Viele dieser Krampfadern werden durch andere Quellen, etwa insuffiziente Verbindungsvenen, gespeist. Wenn nun diese Varizen in derselben Sitzung noch chirurgisch entfernt werden, so kommt es immer zur *Bildung von Hämatomen* in deren Bereich, die entsprechende Beschwerden verursachen können. Viele Chirurgen gehen daher den Weg, zunächst nur das Stammgefäß zu behandeln und dann, nach einer Wartezeit, in der sich das Gewebe beruhigen kann, die weiteren Venen zu entfernen. Auch werden häufig die schonenden „endoluminalen" Verfahren in derselben Sitzung mit einer Schaumverödung der Seitenäste kombiniert, wobei diese aber immer das Risiko der Braunverfärbung mit sich bringen (siehe Seite 43).

Die Seitenvenen können mittels der Laserfaser (aber auch mithilfe der Radiofrequenzsonde, siehe Seite 65) nicht oder nur sehr schlecht behandelt werden: Weder lässt sich der Katheter durch die meist sehr stark gewundenen und oft dünnen Venen schieben, noch würde jeder kurze Venenast die aufwendige Punktion mit einer Schleuse rechtfertigen, oder das Verfahren einen wesentlichen Vorteil gegenüber der Entfernung des Astes mittels etwa der Häkeltechnik (siehe Seite 82) bieten.

Oft wird der Lasermethode von Gefäßchirurgen vorgeworfen, dass sie mehr „Rezidive", also neuerliche Krampfadern produzie-

> **!** Beim Laserverfahren an den großen Stammvenen kommt es oft zu Hämatomen.

re, als eine klassische Operation mit „Crossektomie" (siehe Seite 72). Dies rührt daher, dass die Lasersonde wegen der immensen Hitzeentwicklung nicht ganz bis an die Einmündung der oberflächlichen Vene in die tiefe Stammvene herangeführt werden kann, ohne die tiefe Vene eventuell zu schädigen. Daraus resultiert eine gewisse unbehandelte Strecke der oberflächlichen Stammvene an dieser Einmündung. Die Länge dieses unbehandelten Stumpfes aber scheint einen Einfluss auf die Neubildung von Krampfadern nach einer Behandlung zu haben. Bei der klassischen Operation kann der Chirurg diesen Stumpf unter direkter Sicht auf das Gefäß sehr kurz gestalten. Beim Laser-Katheterverfahren hingegen wird der Operateur stets einen gewissen Sicherheitsabstand zur Einmündung wahren, wodurch tatsächlich eine größere Stumpflänge resultiert.

Die Behandlung beim Verschluss von Stammvenen
Die Operation mittels Laser wird in der Regel in Narkose oder ausgedehnter Lokalanästhesie und Dämmerschlaf ambulant, seltener stationär durchgeführt.

Radiofrequenz-Katheterverfahren („Radiowelle")
Diese Therapie ist das zweite „endoluminale" Verfahren, also eine Methode, bei der das erkrankte Gefäß von seinem Inneren aus behandelt wird. Im Prinzip gleichen sich die endoluminale Lasermethode und die „Radiowelle" sehr: Bei beiden Verfahren wird eine dünne Sonde über eine spezielle „Schleuse" in die zu behandelnde Stammvene unter Ultraschallkontrolle bis zur zentralen Venenkreuzung eingeführt (siehe Seite 60.). Bei beiden Therapien sind nur winzige Einstiche zum Legen dieser Schleuse nötig, die erkrankten Venen werden im Körper liegend durch Hitze zerstört und nicht entfernt und dem körpereigenen Abbaumechanismus überlassen.

Der Unterschied liegt aber in den Sonden und der Höhe der applizierten Temperatur. Bei der Radiowellensonde wird kein La-

> **!** Die erkrankten Venen werden im Körper liegend durch Hitze zerstört, aber nicht entfernt.

serstrahl ausgesandt, sondern die Spitze der Sonde selbst erhitzt. Dies wird durch die Anlage eines hochfrequenten Wechselstroms mit etwa zwei Millionen Impulsen pro Sekunde auf eine feine Drahtwicklung an der Katheterspitze erreicht. Die Drahtwicklung umfasst eine Strecke von sieben Zentimetern, die durch den Wechselstrom, dessen Frequenz man „Radiofrequenz" nennt, auf genau 120 Grad Celsius erhitzt. Im Gegensatz zur Lasersonde wird dabei die Temperatur an der Sondenspitze kontinuierlich von einem Messfühler abgenommen und ständig automatisch computergesteuert nachjustiert, sodass eine ganz gleichmäßige Hitzeentwicklung ohne Ausreißer nach oben oder unten entsteht.

Die Steuerungseinheit, mit welcher der Katheter bei der Behandlung versehen ist, regelt dabei nicht nur die Temperatur der Katheterspitze sehr genau, sondern führt nach jeder Auslösung eines Behandlungsimpulses durch den Chirurgen zu einer exakt 15-sekündigen Behandlungsdauer derjenigen sieben Zentimeter Gefäßwand, die der Drahtwicklung der Sondenspitze anliegt. Der gesamte Vorgang wird für den Operateur auf einem Display an-

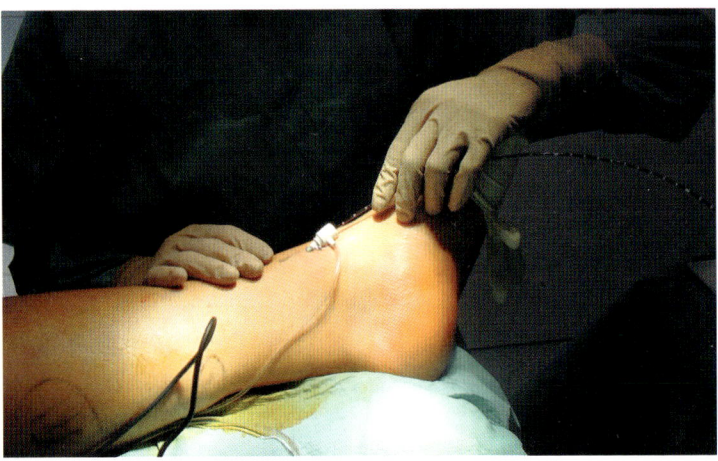

Einführen des Radiowellenkatheters in die große Rosenvene im Bereich des Innenknöchels

schaulich sichtbar gemacht, sodass eine ständige Kontrolle des Therapieverlaufs möglich ist. Sobald ein 15-sekündiger Therapiezyklus erfolgreich abgeschlossen wurde, zieht der Behandler die Sonde um exakt sechseinhalb Zentimeter zurück (was ihm entsprechende Markierungen auf der Sonde einfach machen) und behandelt in gleicher Weise den nächsten Venenabschnitt, wobei sich die Behandlungen um einen halben Zentimeter überschneiden, um sicher keine unbehandelten Abschnitte zu hinterlassen.

Das Verfahren ist damit extrem standardisiert und präzise in seiner Anwendung und bietet weniger Fehlerquellen durch den Behandler als dies bei der Lasersondenmethode der Fall ist: Hier entscheidet die Rückzugsgeschwindigkeit der Sonde durch den Operateur über die Menge an Energie (und damit Hitze), die pro Zeiteinheit und Gefäßfläche angewendet wird. Bereits minimale Verzögerungen oder Beschleunigungen während des Zugs der aktivierten Lasersonde führen zu erheblichen Energieunterschieden und entscheiden damit auch über einen möglicherweise unvollständigen Verschluss oder über die Perforation von Gefäßabschnitten.

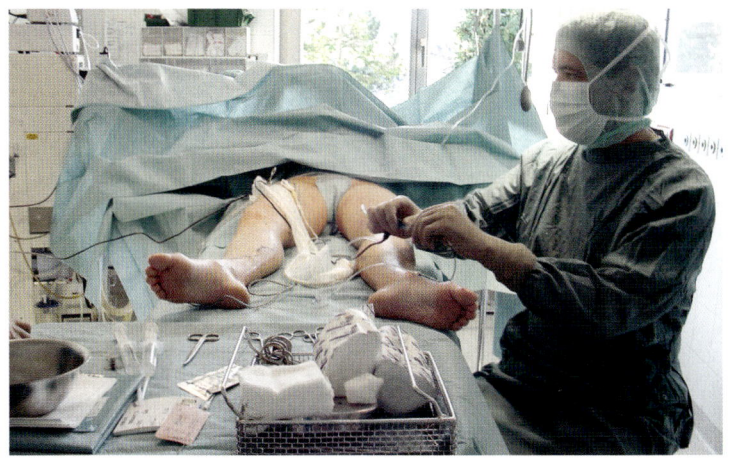

Radiowellentherapie unter fortlaufender Ultraschalluntersuchung

> **!** Die Radiowellentherapie ist extrem standardisiert, sodass wenige Fehler entstehen können.

Auch die deutlich geringere Temperatur, welche bei der Radiofrequenztherapie angewendet wird, hat natürlich einen Einfluss auf den Patienten: Messungen mit feinen Thermometern innerhalb des Flüssigkeitssaums, der bei beiden Verfahren um das zu behandelnde Gefäß gespritzt wird, haben bei Anwendung der Radiowellensonde ergeben, dass hier nur Temperaturen bis maximal 40 Grad Celsius entstehen. Diese Erwärmung führt noch zu keiner Schädigung von Eiweißmolekülen und damit zu keiner Gewebsschädigung in der Umgebung des behandelten Gefäßes. Dennoch reicht die kontinuierlich an der Katheterspitze innerhalb der erkrankten Vene gemessene Temperatur bei der Behandlung von 120 Grad Celsius sicher und sehr effizient dazu aus, die Gefäßwand zu zerstören, jedoch ohne Löcher in dieselbe zu brennen, wie dies beim Laserverfahren oft der Fall ist. Wegen dieser nicht auftretenden Perforationen (und den mit ihnen verbundenen Einblutungen in das Gewebe um das Gefäß) kommt es nach der Behandlung mit der Radiofrequenzmethode auch nicht zu den entzündlichen Erscheinungen in der Umgebung der Vene, wie sie oft einige Tage nach der Laserbehandlung auftreten (siehe Seite 63).

Sehr wichtig ist die Schonung des umgebenden Gewebes auch für den Lymphabfluss des Beins: Parallel zur großen Rosenvene verläuft das wichtigste und dickste Bündel an Lymphgefäßen des Beins. Lymphgefäße sind feine, dünne Schläuche, in denen das Gewebswasser in Richtung Körperstammvene und somit zurück zum Herzen transportiert wird, wo es sich wieder mit dem Blut mischt. Ein Defekt des Lymphgefäßsystems führt zu erheblichen, sehr unangenehmen und extrem hartnäckigen Schwellungen, die nur überaus schwer therapierbar sind. Diese Bündel aus Lymphgefäßen umfasst bis zu 15 und mehr dieser wichtigen Leitungsbahnen und begleiten eng die oberflächliche lange Stammvene. Es ist leicht vorstellbar, dass diese Gefäße durch starke Hitze oder grobe Manipulation beim konventionellen Strippen in Mitleidenschaft gezogen werden: Die oft hartnäckigen Schwellungen der Beine nach entsprechenden Venenoperationen belegen das eindrucksvoll. Das Verfahren wird auch deshalb insgesamt wesentlich besser vertragen – die so operierten Patienten sind tatsächlich sehr oft in der Lage, bereits am Tag nach der Behandlung wieder zu arbeiten und ganz normalen täglichen Aktivitäten, mit Ausnahme von Sport, nachzugehen. Auch hier liegt der immense kosmetische Gewinn darin, dass weder ein später als Narbe noch wesentlich sichtbarer Einschnitt nötig ist, oder dass es zu Gewebszerreißungen im Bereich einer gestrippten Stammvene kommt.

Auch das häufig nach dem Stripping zu beobachtende „Matting", also die flächenhafte Bildung feinster Gefäße innerhalb der behandelten Haut, tritt nach der schonenden Radiowellentherapie deutlich seltener auf. Im Gegensatz zu Patienten nach einem Stripping, aber auch nach Laseroperationen, sind die so Behandelten praktisch vom ersten Moment an schmerzfrei. Beschränkt wird die Schmerzfreiheit und die Aufnahme des normalen Lebens nach der Behandlung im Wesentlichen von der gleichzeitigen Entfernung oder Behandlung von Seitenästen und Verbindungsvenen: Durch das Herausziehen solcher Gefäße mittels der „Häkelmethode" (siehe Seite 82) kommt es zur Bildung von flächigen oder knotigen Hämatomen, die durchaus vorübergehend zu Beschwerden führen können.

> **!** Patienten sind nach der schonenden Radiowellentherapie von Anfang an nahezu schmerzfrei.

Wird hingegen nur das Stammgefäß behandelt, sind die Patienten stets ausgesprochen mobil und schmerzarm. Weil das Verfahren so schonend ist, wird es üblicherweise ambulant und oft auch an beiden Beinen gleichzeitig angewendet. Die Operation kann sowohl in rein örtlicher Betäubung, unter Anwendung der beim Laserverfahren genau beschriebenen „Tumeszenz-Lokalanästhesie" (siehe Seite 69), oder in Narkose vorgenommen werden.

Im Gegensatz zur Lasersondenmethode kann mit dem Radiowellenverfahren auch gut die kurze Stammvene der Rückseite des

Beins, die „Vena saphena magna" oder kleine Rosenvene, behandelt werden. Die Besonderheit an dieser Vene liegt darin, dass sie sehr eng von einem Nerv begleitet wird, der sehr empfindlich auf Störungen reagiert. Dieser Gefühlsnerv versorgt die periphere Wade und einen Teil der Ferse und des Fußes mit Gefühlsempfinden. Seine Irritation durch operative Manipulation führt zu teilweise anhaltenden Gefühlsminderungen, aber auch zu Schmerzen in seinem Versorgungsgebiet. Schon beim Stripping der Vene kann der Nerv deutlich „beleidigt" werden, erst recht aber durch die starke Hitze, die sich beim Laserverfahren mit der Gefäßsonde entwickelt. Dieses Problem der Nervenirritation scheint bei sorgfältiger Anwendung der Radiofrequenzmethode unter einer ausreichenden Kühlung durch die „Tumeszenz-Lokalanästhesie" deutlich seltener aufzutreten.

Nach der Operation mittels Radiofrequenz-Katheterverfahren

Nach der Operation wird auch bei dieser Behandlungsmethode zunächst ein straffer Kompressionsverband angelegt, seltener auch gleich primär ein Kompressionsstrumpf, wobei dieser aber zusätzlich durch eine Kurzzugbinde (siehe Seite 38) ergänzt werden sollte. Am Tag nach der Behandlung kann der Verband dann abgenommen werden, die Patienten können duschen und einen Kompressionsstrumpf der Klasse II (siehe Seite 41) tragen, den sie dann noch weitere drei Tage tragen müssen. Eine wesentlich längere Tragezeit ist oft nicht nötig, es sei denn, die Patienten arbeiten sofort wieder in einem belastenden Beruf. Auch hier wird zur Thromboseprophylaxe die tägliche Injektion eines geeigneten Heparinpräparates (in der Regel durch den Patienten selbst) über einen Zeitraum von fünf Tagen empfohlen.

Auch dieses Verfahren ist nicht geeignet für die Anwendung an kleineren Seitenästen, weil die Sonden zu groß und starr und der Aufwand der vielfachen Punktion in keinem vernünftigen Verhältnis zur sonst so schonenden Operation stünde. Es existie-

> **!** Nach Radiowellentherapie sind Kompressionsstrümpfe nur max. drei Tage nötig.

ren allerdings spezielle, dünnere Sonden für die Behandlung von Verbindungsvenen und größeren Seitenästen.

Vor- und Nachteile des Radiofrequenz-Katheterverfahren

Das Verfahren ist besonders schonend und zeichnet sich dadurch aus, dass keine Narben entstehen, die Patienten praktisch zu keinem Zeitpunkt während oder nach der Behandlung Schmerzen haben und sofort wieder arbeitsfähig sind. Es tritt auch keine Entzündungsreaktion um die behandelten Venen herum auf, die man einige Tage nach der Laserbehandlung beobachten kann. Wie bei allen Behandlungen von größeren Venen, also jeder Form der Operation oder Verödung, kommt es zwar nach einiger Zeit zur *Bildung von Knötchen und Strängen* im Bereich der behandelten Gefäße, diese sind aber harmlose und vollkommen normale Erscheinungen, die immer im Verlauf des Abbaus von erfolgreich behandelten Venen oder deren Blutergüssen auftreten. Manche Patienten befürchten dann, sie litten unter einer Thrombose, jedoch sind diese Knötchen nur Ausdruck der Ausheilung.

> **!** Die Methode ist nahezu schmerzfrei.

Das Verfahren der Behandlung mit dem Radiowellen-Katheter hat mittlerweile durchaus den Charakter einer etablierten Standardmethode erlangt: In mehreren großen klinischen Studien hat es seine Wirksamkeit bewiesen, und auch eine Nachbeobachtungsuntersuchung hat gezeigt, dass die Therapie in den Langzeitergebnissen, denen einer klassischen operativen Behandlung (s. u.) nicht nachsteht.

Im Gegensatz zu den operativen Verfahren aber sind die Frühergebnisse, insbesondere hinsichtlich der Lebensqualität und Schmerzfreiheit unmittelbar nach der Behandlung, ganz entscheidend besser als bei diesen. Allerdings hängen gerade bei dieser Art der Therapie die Ergebnisse ganz besonders von der Erfahrung und Übung des jeweiligen Operators ab, wie ebenfalls die vergleichenden Studien an verschiedenen Instituten zeigten. Das Verfahren ist technisch aufwendig und bedarf, neben den klassi-

> **!** Das Verfahren sollte von einem erfahrenen Operateur durchgeführt werden.

schen Qualifikationen eines guten Chirurgen, auch besonders profunder Kenntnisse der Ultraschalluntersuchung und der Darstellung der Venenanatomie mittels dieser: Nur der wirklich geübte Operateur kann die Sondenspitze genau an der Einmündung der oberflächlichen tiefen Stammvene so platzieren, dass ein Verschluss präzise an der gewünschten Lokalisation erreicht wird. Ist der Chirurg dazu nicht in der Lage, so wird der verbleibende, unverschlossene Stumpf der oberflächlichen Stammvene entweder zu lang oder es kann zu einer fatalen Schädigung der tiefen Stammvene kommen.

Da viele Ergebnisse von Untersuchungen dafür sprechen, dass tatsächlich die Länge des Stammvenenstumpfes entscheidend für die Ausbildung von „Rezidiven", also neuerlichen Krampfadern, ist, so muss man wirklich eine möglichst exakte Versorgung der Abtragungsstelle der oberflächlichen Stammvene fordern. Die kann besser durch die Radiowellen-Kathetermethode erreicht werden als durch die Laser-Kathetermethode, erfordert aber eben auch einen besonders versierten Operateur, der das Verfahren ständig und mit hohen Fallzahlen ausführt und somit die erforderliche Übung und Erfahrung hat.

Die Behandlung der Radiofrequenz-Katheterverfahren

Der Eingriff wird in aller Regel ambulant und entweder in örtlicher Betäubung („Tumeszenz-Lokalanästhesie") oder in leichter Narkose vorgenommen.

> **!** Die Entwicklung des klassischen Strippings geht auf das Jahr 1907 zurück.

Die klassische Venenoperation mittels „Stripping"

Die klassische Venenoperation setzt sich im Wesentlichen aus zwei Schritten zusammen: der Durchtrennung der oberflächlichen Stammvene an ihrer Einmündung in das tiefe Venensystem, der „Crossektomie", und dem Ausziehen der gesamten oberflächlichen Stammvene auf einer Sonde. Dabei geht der Chirurg folgendermaßen vor: In der Regel wird zunächst das periphere

Ende der betroffenen oberflächlichen Stammvene über einen Schnitt aufgesucht und dargestellt. Das heißt, an der großen Rosenvene (siehe Seite 10) wird ein Schnitt zum Beispiel im Bereich des Innenknöchels oder an der Innenseite des Unterschenkels oder Oberschenkels angelegt.

Im Bereich der kleinen Rosenvene wird der Chirurg entsprechend die Vene am Außenknöchel oder an der Wade aufsuchen. Das Gefäß wird nun mit zwei Fäden angeschlungen, leicht angehoben und ein Schnitt so angelegt, dass eine Sonde eingeführt werden kann. Diese Sonde kann entweder aus Draht oder Kunststoff bestehen. Nun wird diese Sonde bis an das Ende der Vene, also die jeweilige Einmündung in das tiefe System, geschoben.

Als nächsten Schritt sucht der Operateur nun das körpernahe Venenende auf: bei der großen Rosenvene im Bereich des Schritts und bei der kleinen Rosenvene meist in der Gegend der Kniekehle, wobei hier die Einmündung in das tiefe System sehr variabel sein und durchaus auch erst im Bereich des Oberschenkels liegen kann. Dazu wird ein mehrere Zentimeter langer Schnitt über der Einmündungsstelle angelegt und diese exakt dargestellt: Der

> **!** Die Operation besteht aus der Durchtrennung und der Unterbindung des „Venensterns" an der Mündung der Stammvene und dem Herausziehen der Stammvene.

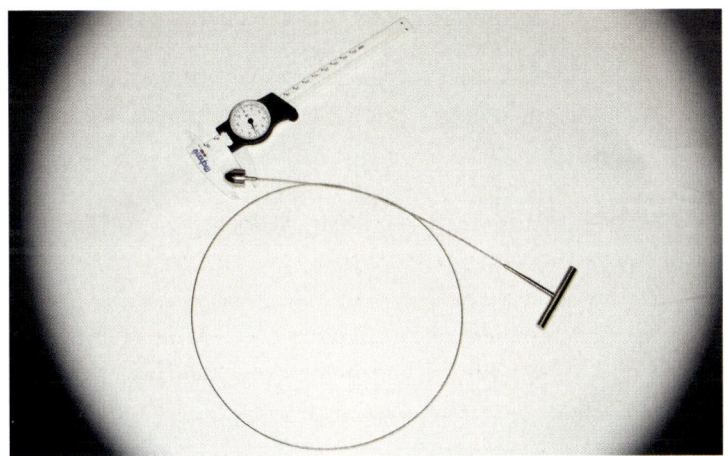

Drahtsonde zum Stripping

> **!** Das Stripping-Verfahren und die „Crossektomie" sind heute immer noch die meistgeübten Standardverfahren; die Entwicklung des klassischen Strippings geht auf das Jahr 1907 zurück.

Operateur legt dabei nicht nur die Einmündung der jeweiligen oberflächlichen Stammvene frei, sondern auch die der anderen, dort ankommenden Gefäße, die im Bereich der großen Rosenvene zahlreich sind. Nun werden alle diese Einmündungen möglichst nah an der tiefen Stammvene mit Fäden unterbunden und durchtrennt. Diesen Vorgang nennt man „Crossektomie", weil dabei die „Crosse", also die Venenkreuzung, entfernt oder „ektomiert" wird.

Nach der Durchtrennung der oberflächlichen Stammvene von der tiefen Vene wird das Sondenende herausgezogen und auf dasselbe ein Kopf aus Kunststoff oder Metall in Form einer halben Olive geschraubt. Dabei weist das runde Ende dieser halben Olive nach vorne, das glatte, gerade Ende nach hinten zur Sonde. Diese Sondenköpfe liegen bei einer Operation stets in verschiedenen Größen von etwa sechs bis zwölf Millimeter Durchmesser vor. Mithilfe eines Handgriffs zieht nun der Chirurg die Sonde nach unten durch das Bein, und die sondierte Stammvene wird von der Halbolive am Herunterrutschen gehindert, sodass sie sich auf der Sonde sammelt und mit ihr aus dem Bein gezogen

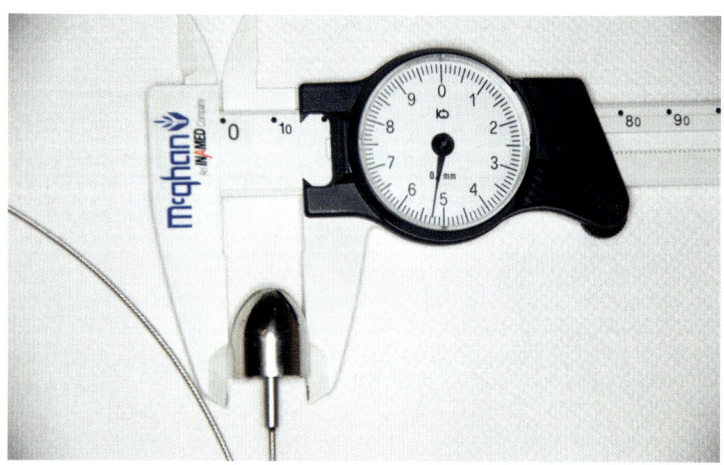

Kopf („Olive") einer Stripping-Sonde in einer Schublehre eingespannt

wird. Diesen Vorgang nennt man „Stripping", von „to strip" (englisch für reißen).

Eine Variante des Strippings kommt ohne diese großen Halboliven aus und wird deshalb allgemein als schonender betrachtet: das „invaginierende" Stripping. Hierbei wird das Sondenende aus dem mündungsnahen Ende der Vene herausgezogen und dort festgebunden, ohne dass ein Kopf daran festgeschraubt würde. Unter vorsichtigem Zug am körperfernen Ende der Sonde wird die Vene mit zwei Pinzetten links und rechts der Anbindung des körpernahen Sondenendes festgehalten und so die Vene nach innen eingestülpt oder „invaginiert". Durch kontinuierlichen Zug an der Sonde wird die Stammvene nun also immer weiter eingestülpt und aus ihrer bindegewebigen Verankerung gerissen, ohne dass dazu ein Sondenkopf nötig wäre, der das umgebende Gewebe zusätzlich schädigen würde.

Vor- und Nachteile des Strippings

Beim Stripping der Stammvene werden automatisch diejenigen Venen abgerissen, die mit dieser in Verbindung stehen, das heißt sämtliche Seitenastvenen und „Perforansvenen", also die Querverbindungen zu tiefen Venensystem. Dadurch kommt es zu deutlichen *Einblutungen in den Kanal,* den die Stammvene hinterlässt. Viele erfahrene Chirurgen verwenden deshalb spezielle Vorrichtungen, wie sterile Rollmanschetten, um möglichst viel venöses Blut vor dem eigentlichen Stripping-Vorgang bereits aus dem Bein zu pressen. Oft werden schon während der noch laufenden Operation sterile Kompressionsverbände angelegt, um eine stärkere Einblutung zu verhindern. Dennoch wird sich stets wenigstens ein gewisses Hämatom im Bereich einer gestrippten Stammvene bilden.

Nach dem Herausziehen der Vene werden die jeweiligen Schnitte vernäht, oft unter Einlage von Drainagen in den Venenkanal oder in Bereich der „Crossektomie". Da, wie bei allen Ver-

> **!** Da es zu Einblutungen kommen kann, werden während der Operation sterile Kompressionsverbände angelegt.

fahren zur Behandlung der Stammvenen, die Seitenastvenen und Verbindungsvenen, die nicht direkt mit der Stammvene in Verbindung standen, nicht beeinflusst oder gar entfernt wurden, ist es auch hier notwendig, zusätzliche Schnitte zur Entfernung derselben anzulegen. Ob das in derselben operativen Sitzung oder im Rahmen eines eigenen Eingriffs erfolgt, ist dabei unterschiedlich und wird vom Chirurgen im Vorfeld mit dem Patienten besprochen.

Nach der Stripping-Operation

Nach der Operation ist es hier besonders wichtig, zunächst einen straff sitzenden Kompressionsverband anzulegen und dann Kompressionsstrümpfe der Klasse II (siehe Seite 41) zu tragen, weil es teilweise doch zu nicht unerheblichen Schwellungen kommt. Diese Schwellungen sind wohl auch zum Teil darauf zurückzuführen, dass Lymphgefäße beim Stripping-Vorgang in Mitleidenschaft gezogen werden: Parallel zur großen Rosenvene etwa verläuft das wichtigste Bündel an Lymphgefäßen am Bein, bestehend aus meist mehr als einem Dutzend Gefäßen. Beim Herausziehen der Vene, insbesondere mit großen Halboliven, können diese Gefäße beschädigt werden.

Die Behandlung

In der Regel wird der Eingriff, insbesondere wenn er komplett mit Versorgung der Seitenäste erfolgt, in Narkose vorgenommen, oftmals ambulant, aber auch immer wieder unter stationären Bedingungen, insbesondere dann, wenn beide Beine gleichzeitig operiert werden. Es gibt, insbesondere bei zunächst reiner Erkrankung der Mündungsklappe an der Einmündung der oberflächlichen Vene in die tiefe Stammvene, auch die Variante, dass nur eine „Crossektomie" vorgenommen wird. Dieser recht kleine Eingriff wird dann meist ambulant in örtlicher Betäubung ausgeführt.

> **!** Die Operation kann sowohl ambulant als auch stationär durchgeführt werden.

Das „Kryostripping"

Das Kryostripping ist eine Sonderform des klassischen Strippings mithilfe einer Kältesonde. Hierbei beginnt der Chirurg mit einem Schnitt über der Venenkreuzung im Schritt und stellt, wie beim klassischen „Stripping", alle Einmündungen in die tiefe Vene exakt dar. Anschließend wird eine Vene nach der anderen an der Einmündung unterbunden und durchtrennt und dann eine dünne, starre Sonde so weit wie möglich in das betreffende Gefäß eingeführt: Bei der Stammvene gelingt dies oft bis weit unterhalb des Knies, bei kleineren Venen dagegen manchmal nur bis zur ersten stärkeren Biegung des Gefäßes. Die Sondenspitze wird schnell so massiv durch das Durchströmen mit flüssigem Stickstoff abgekühlt, dass die Vene daran festfriert, die Sonde wird mitsamt der Vene nach oben herausgezogen, die Vene somit „gestrippt".

> **!** Das Verfahren wird praktisch ausschließlich an der vorderen, großen Rosenvene angewendet.

Vor- und Nachteile des Kryostripping

Das Verfahren gilt allgemein als vergleichbar mit einem schonend durchgeführten konventionellen „Stripping", hat aber den Vorteil, dass die Schnitte zum Aufsuchen der Stammvene in der Peripherie entfallen.

Die Behandlung

Die Operation erfordert eine Vollnarkose. Die Methode wird eher selten durchgeführt.

Die endoskopische Entfernung der Stammvenen

Ein wesentlicher Nachteil der klassischen und modifizierten Stripping-Verfahren der langen vorderen Stammvene („Vena saphena magna") ist die starke Einblutung in das ehemalige Venenlager durch abgerissene Seitenvenen und vor allem die Verbindungen zu den tiefen Venen, den sogenannten Perforansvenen. Nicht zuletzt die daraus resultierende erhebliche Bluterguss- und

> **Die Vene wird vorsichtig entfernt, ohne dass es zu den gefürchteten Einblutungen in das Venenlager kommt.**

Ödembildung führt dazu, dass die Patienten lange entsprechende Kompressionsstrümpfe oder Verbände tragen müssen.

Mittlerweile hat sich in den letzten Jahren in der Gefäß- und Herzchirurgie ein Verfahren langsam etabliert, welches die möglichst schonende Entnahme gerade dieser langen Stammvene zum Ziel hat, um sie dann als Ersatz einer Arterie am Herzen oder in der Peripherie einzusetzen. Dazu wird die Stammvene über entsprechende kleine Schnitte aufgesucht und dann vorsichtig mittels einer speziellen Videosonde aus ihrer Umgebung freigeschält und gleichzeitig die Seitenvenen und „Perforansvenen" mittels eines Hochfrequenzschneiders blutfrei durchtrennt. So kann dann die Vene vorsichtig entfernt werden, ohne dass es zu den gefürchteten Einblutungen in das Venenlager kommt. Nötig sind nur ein relativ kleiner Schnitt im Leistenbereich an der Mündung der oberflächlichen Vene in die tiefe Stammvene („Crosse" oder Venenkreuzung) und ein weiterer kleiner Schnitt im Bereich des Knies.

Vor- und Nachteile der endoskopische Entfernung der Stammvenen

Anwendung findet das Verfahren gerade bei sehr schlanken Patienten mit geringem Unterhautfettmantel, da sich nach einer Radiowellen- oder Laser-Katheteroperation gelegentlich der kosmetisch störende braune Pigmentstreifen zeigt. Die Methode ist *technisch aufwendig* und wird daher nur an sehr wenigen spezialisierten Instituten durchgeführt. Durch die blutfreie Entnahme und die somit fehlenden Einblutungen in den Oberschenkel ist das Verfahren besonders schonend. Die Patienten sind sehr schnell wieder arbeitsfähig und in der Lage, ein normales Alltagsleben zu führen. Somit ist dieses Verfahren wirklich als „minimalinvasiv" zu bezeichnen und gilt als sehr schonende Alternative zum konventionellen Stripping.

Nach der Behandlung

Die Patienten müssen nur einen oder zwei Tage einen Kompressionsstrumpf oder Verband tragen.

Das CHIVA-Verfahren

Das Wort CHIVA ist eine Abkürzung und bedeutet „Cure conservatrice et hémodynamique de l'insuffisance veneiuse en amboaltoire". Das Verfahren wurde in den 1980er-Jahren in Frankreich entwickelt. Grundprinzip der Methode ist es, nicht die gesamten erkrankten Venen zu entfernen, sondern gezielt die Punkte aufzusuchen, an denen die Venenklappen erkrankt sind, und diese operativ zu unterbinden. Dabei werden weder die Stammvenen entfernt, noch viele der erweiterten kranken Seitenvenen, sondern jeweils die sogenannten Insuffizienzpunkte nach einer subtilen vorherigen Ultraschalluntersuchung aufgesucht und operativ unterbunden. Die Idee dahinter ist es, möglichst viele Venen zu erhalten.

> ! Ziel ist es, möglichst viele Venen zu erhalten.

Die Behandlung

Die Operation wird meist in mehreren Schritten, das heißt in mehreren Eingriffen innerhalb eines viertel oder halben Jahres vorgenommen. Jeder der Eingriffe selbst ist verhältnismäßig klein und kann deshalb in der Regel ambulant und ohne große Belästigung des Patienten in örtlicher Betäubung ausgeführt werden.

Vor- und Nachteile des CHIVA-Verfahrens

Es sind allerdings für die Sanierung eines oder beider Beine eine Vielzahl von Schnitten erforderlich, die auch entsprechende *Narben* hinterlassen können. Auch wird von führenden Gefäßchirurgen bemängelt, dass die Stammvene prinzipiell erhalten bleibt, wodurch es nach deren Ansicht zu einer drastischen *Vermehrung der Rezidive* kommt (also neuen Krampfadern), was sich in der täglichen Praxis zu bestätigen scheint.

> ! Oft kommt es nach der Operation wieder zu neuen Krampfadern.

> **!** Ziel dieses Eingriffes ist, dass die Vene wieder einen normalen Durchmesser aufweist.

Das Klappenreparaturverfahren

Es gab in den letzten Jahren auch immer wieder Versuche, die Ausweitung der oberflächlichen Stammvene, gerade der großen Rosenvene, operativ unter Beibehaltung der Vene zu beheben und damit einen krankhaften Rückfluss in dieselbe zu verhindern. Dazu werden operativ Manschetten aus den Materialien („GoreTex"), die auch zum arteriellen Gefäßersatz verwendet werden, im Bereich der Einmündung um die Stammvene herum gelegt und so vernäht, dass die Vene wieder einen normalen Durchmesser hat.

Noch sind die Ergebnisse dieser experimentellen Chirurgie uneinheitlich bewertet, und es bleibt abzuwarten, wie man künftig diese Operationen beurteilt. Die Eingriffe sind in jedem Fall verhältnismäßig aufwendig im Vergleich zu den anderen Operationsverfahren.

Die endoskopische Venenoperation der Verbindungsvenen

In den 80er- und 90er-Jahren des vergangenen Jahrhunderts entwickelt, wurde in bestimmten Fällen von Verbindungsvenenerkrankungen von einigen Chirurgen häufig ein endoskopisches Verfahren angewendet, das heute aber keine zentrale Bedeutung mehr hat. Das Verfahren nennt sich korrekt „Endoskopische subfasziale Perforansligatur" oder auch ESP oder ESPL abgekürzt, was bedeutet, dass unter der Sicht eines Endoskops Verbindungsvenen durchtrennt oder unterbunden werden.

> **!** Diese Operation hat heutzutage keine zentrale Bedeutung mehr.

Bei dem Verfahren wird am narkotisierten Patienten eine Blutleere angelegt, das heißt, das Blut wird durch eine Gummibandage erst so weit wie möglich aus dem Bein „ausgewickelt", anschließend wird am Oberschenkel eine Druckmanschette angelegt und so stark aufgepumpt, dass kein frisches arterielles Blut mehr nachströmen kann. Im Anschluss legt der Chirurg einen Schnitt meist knapp unterhalb des Knies im Innenschenkelbereich an und führt ein kräftiges, starres Endoskop unter die

Muskelhaut („Faszie") des Unterschenkels bis in die Nähe des Knöchels. Dabei werden die die Faszie durchbrechenden Verbindungsvenen sichtbar, welche zwischen das oberflächliche und tiefe Venensystem geschaltet sind, die „Perforansvenen" (siehe Seite 9). Diese Venen führen, wenn ihre Klappen erkrankt sind, zu nachhaltigen venösen Durchblutungsstörungen und können zum Beispiel für ein Beingeschwür (offenes Bein oder „Ulcus cruris") verantwortlich sein. Der Operateur stellt diese Verbindungsvenen dar und unterbricht sie durch das Umklammern mit zwei Clips, zwischen denen er das Gefäß durchschneidet. Zusätzlich zu dieser Unterbrechung insuffizienter Perforansvenen kann bei der Operation noch eine mehr oder weniger ausgedehnte Schlitzung der Muskelhaut erfolgen. Damit versucht man – speziell beim Vorliegen eines Ulcus cruris – die Durchblutung der Hautunterseite durch die Einsprossung von Kapillaren aus der Muskulatur zu fördern.

Vor- und Nachteile der endoskopische Venenoperation der Verbindungsvenen

Das Behandlungsverfahren ist aufwendig und vorübergehend verhältnismäßig beeinträchtigend für das Weichteilgewebe des Beins, zeigt aber gerade beim sehr hartnäckigen Ulcus – wenn eine „nährende" defekte Perforansvene zuvor eindeutig identifiziert werden konnte – zum Teil ausgezeichnete Erfolge.

> Gerade beim offenen Bein kann das Verfahren sinnvoll sein, ist aber nicht unproblematisch.

Die Behandlung der Seitenastvenen

Bei allen bisher beschriebenen Verfahren handelt es sich um Operationen zur Ausschaltung der erkrankten Stamm- und Verbindungsvenen. Die Seitenäste dieser Venen, die oft optisch am meisten stören, werden damit nicht behandelt und bleiben, wenn sie nicht gesondert entfernt werden, auch oft bestehen, weil sie teilweise noch über andere Quellen innerhalb des verzweigten Netzwerkes der oberflächlichen Venen gespeist werden.

> **!**
> Bei der konventionellen Methode bleiben große Narben, bei der Häkelmethode entstehen nur kleine Schnitte.

Zu ihrer Therapie stehen dem Chirurgen verschiedene einfache Methoden zur Verfügung.

Der *konventionell* agierende Operateur legt dazu Schnitte in der Größe von einem halben bis zu mehreren Zentimetern Länge an und zieht diese Venen mithilfe kleiner Klemmen daraus heraus. Das Verfahren ist schnell, sehr effizient, aber es hinterlässt große Narben und schädigt das Unterhautbindegewebe mit seinen feinen Lymphbahnen recht stark. Ein wesentlich feineres, aber deutlich langwierigeres Verfahren ist es, nur winzige Stiche mit einem Skalpell über der betreffenden Vene zu machen und diese nun vorsichtig mit einem kleinen Häkchen, das stark einer dünnen Häkelnadel ähnelt, durch die Haut herauszuziehen. Während beim konventionellen Operieren stets eine Naht der Schnitte erforderlich ist, können die winzigen Stiche bei der *Häkelmethode* auch mit Klammerpflastern ausreichend versorgt werden.

Bei beiden Methoden werden die Enden der Gefäße lediglich abgerissen, was zu geringfügigen Einblutungen führen kann, die jedoch nur kleinere Blutergüsse hinterlassen, die spontan wieder abgebaut werden. Beim Häkelverfahren wird das Bindegewebe der Unterhaut wesentlich weniger geschädigt, als bei anderen Verfahren. Beide Therapien können auch isoliert, also ohne gleichzeitige Behandlung von Stammvenen, zur Entfernung von kleinen Krampfadern – zum Beispiel aus kosmetischen Gründen – eingesetzt werden. Wird eine solche isolierte Operation von Seitenästen etwa mit der Häkelmethode ausgeführt, so handelt es sich dabei stets um ambulante Eingriffe in örtlicher Betäubung. Oft muss danach ein Verband nur für einen Tag getragen werden.

Ein selten geübtes Verfahren zur Behandlung der Seitenäste und von Teilen der Stammvenen, ist das *Fräsverfahren:* Hierbei werden die Venen, wie stets vor einer Operation, erst im Stehen genau mit einem wasserfesten Stift markiert und dann am liegenden Patienten – entweder in Narkose oder der oben beschriebenen Tumeszenz-Lokalanästhesie (TLA, siehe Seite 69) – mithilfe einer Fräse aus der Unterhaut entfernt. Dazu wird über einen Schnitt eine lange, etwa sechs Millimeter starke Sonde mit einem Fräskopf, die eine Lichtquelle an der Spitze trägt, unter die Haut in Richtung der zu behandelnden Venen eingeführt. Im abgedunkelten Operationssaal erscheinen nun die Venen – zumal wenn sie zuvor entsprechend markiert wurden – durch die Beleuchtung von hinten, recht deutlich. Die Fräse wird aktiviert, der Kopf der Sonde folgt dem dunklen Gefäß und fräst es dabei ab.

Vor- und Nachteile der Behandlung der Seitenastvenen

So können sehr viele Seitenäste und Teile der Stammvenen (aber nicht die Mündungen, die „Crossen") in einer Sitzung sehr schnell behandelt werden. Der entscheidende Nachteil dieser Operationsmethode liegt darin, dass sie vergleichsweise sehr stark das *Unterhaut- und damit auch das Lymphgefäßsystem schädigt.* Auch kann, ähnlich wie nach einer Fettabsaugung, das Bild einer welligen und unebenen Haut entstehen. Insgesamt hat sich das Verfahren nicht sehr bewährt und wird nur von relativ wenigen Ärzten angewendet.

> **!** Mittels des Fräsens können sehr schnell sehr viele Seitenäste behandelt werden.

Der Ablauf der Venenoperationen

Die Frage, ob denn die Entfernung oder Ausschaltung von Venen – zumal von Stammgefäßen – dem Blutkreislauf nicht schade, und wo denn dann das Blut abfließe, beschäftigt viele Patienten vor einer Venenoperation. Zunächst einmal muss man feststellen, dass bei einer Krampfadernoperation ausschließlich oberflächliche Venen und Verbindungsvenen, nicht aber die großkalibrigen tiefen „Leitvenen" behandelt und nötigenfalls ausgeschaltet oder entfernt werden. Bereits beim Venengesunden fließt durch die genannten Venen nur ein geringer Bruchteil des venösen Blutes zurück in Richtung Herz.

> **!** Teilweise „versackt" über ein viertel Liter Blut in den Krampfadern.

Auch sind diese oberflächlichen Venen zwar mit zwei Stammvenen (der großen und kleinen Rosenvene, siehe Seite 10) organisiert, bilden aber – anders als die streng parallel zur Extremitätenachse in Bündeln angeordneten tiefen Leitvenen – ein weit verzweigtes Netz unter der Haut der Beine. Dieses Netz ist darüber hinaus an sehr vielen Stellen eben nicht nur mit den zwei oberflächlichen Stammvenen, sondern über Perforansvenen mit den tiefen Leitvenen so verbunden, dass der Ausfall oberflächlicher Venengruppen sehr leicht durch andere Gefäße dieses Netzwerkes kompensiert werden kann.

Bereits defekte Venen können mit den insuffizienten Klappen – beim Menschen in der Senkrechten – gar nicht mehr zur Durchblutung beitragen: Da der Blutstrom nicht mehr durch funktionierende Venenklappen in Richtung zum Herzen organisiert ist, kommt es beim stehenden oder sitzenden Krampfadernpatienten dazu, dass das Blut in den erkrankten Stammvenen und Seitenvenen nicht nur steht, sondern – entsprechend dem Ausmaß der Klappenschädigung – nach unten versackt. Das heißt, das Blut in den Krampfadern wird dem Kreislauf so lange entzogen, bis der Patient die Beine derart hochgelegt hat, dass es entsprechend einem natürlichen Gefälle zum Herzen hin wieder zurückläuft. Es ist dabei durchaus möglich, dass deutlich über einen viertel Liter Blut in solchen Krampfadern versackt und die Patienten dadurch ausgeprägte Kreislaufstörungen bekommen.

Letztlich heißt das, dass bei einer Krampfadernoperation keine funktionstüchtigen Gefäße entfernt werden, sondern solche, die die Zirkulation des Blutes im Gesamtorganismus behindern, statt sie zu unterstützen. Werden also nun solche Gefäße ausgeschaltet, muss sich das venöse Blut nicht erst „neue Wege suchen". Dies ist im Rahmen der langsamen Entwicklung der Krampfadern und damit der Unfähigkeit der erkrankten Venen, das Blut zu transportieren, längst schleichend geschehen. Die

Entfernung der erweiterten kranken Gefäße, in denen sich das Blut krankhaft sammelt, führt hingegen nur dazu, dass das Volumen, das bislang dem Kreislauf entzogen worden war, wieder voll zur Verfügung steht.

Wenn es nach einer Venenoperation zu vorübergehenden Schwellungen kommt, ist dies weniger als Folge irgendeiner Umstellung des venösen Kreislaufes, sondern vielmehr als Folge der Operation im Sinne einer Schädigung von Bindegewebe und Lymphgefäßen und von Blutergüssen zu verstehen. Dies tritt naturgemäß bei den Eingriffen, welche mit stärkeren Gewebstraumen einhergehen, deutlicher auf, als bei entsprechend schonenderen Varianten.

Voraussetzung für all das eben Gesagte ist aber auch, dass nur wirklich erkrankte Gefäße ausgeschaltet werden, was eine sorgfältige Diagnostik vor einer Behandlung selbstverständlich voraussetzt.

Die ideale Jahreszeit für eine Venenoperation

Früher wäre die Frage nach der idealen Jahrszeit für eine Venenoperation sehr einfach zu beantworten gewesen: der Winter. Heute stehen so differenzierte Operationsverfahren zur Verfügung, die die Patienten so unterschiedlich nach der Operation belasten, dass man diese Frage nicht mehr so pauschal beantworten kann. Natürlich neigen Menschen immer dazu, Operationen, die nicht notfallmäßig sofort ausgeführt werden müssen, in der kälteren Jahreszeit vornehmen zu lassen, da die Aktivitäten außer Haus oft eingeschränkt sind und das Tragen von Verbänden und Kompressionskleidung nicht so sehr stört.

Es gibt aber auch viele Patienten, die im Winter vielleicht besonders sportlich oder beruflich aktiv sind, oder die einfach nicht noch einen weiteren Sommer mit schamhaft getragenen langen Hosen verbringen wollen und deshalb einen Eingriff an den Krampfadern durchaus im warmen Halbjahr anstreben. Diesen

> **!** Heutzutage spielt die Jahreszeit bei der Wahl des Zeitpunktes für eine Operation keine Rolle mehr.

Patienten kommen natürlich die modernen, sehr viel schonenderen Behandlungsstrategien entgegen.

Nach der Venenoperation
Unabhängig von den Empfehlungen zum Verhalten nach den einzelnen oben dargestellen Operationsmethoden gilt, dass der Patient nach jeder Venenoperation gewisse Regeln beherzigen und verschiedene Behandlungen selbst anwenden oder durchführen lassen muss.

Bettruhe oder Bewegung?
Praktisch keine Krampfadernoperation erfordert eine längere Bettruhe, noch ist diese dem Heilverlauf besonders förderlich. Lediglich nach einem konventionellen Stripping, möglicherweise beider Beine gleichzeitig, sind die Patienten durch feste Verbände einerseits und schmerzhafte Hämatome (und eventuell Drainagen) andererseits so in ihrer Beweglichkeit eingeschränkt, dass sie für einige Tage gern das Bett hüten oder sich zumindest nur relativ wenig bewegen.

> **!**
> Frühzeitige Betätigung der Wadenmuskulatur beugt Thrombosen vor.

Grundprinzip nach jeder Krampfadernoperation aber sollte sein, sich möglichst rasch wieder moderat zu bewegen, das heißt, kleinere Spaziergänge zu unternehmen: Hierbei wird die extrem wichtige „Muskelpumpe" (siehe Seite 36) betätigt, die Beine werden entstaut und Ödeme bekämpft. Gerade durch die frühzeitige Betätigung der Wadenmuskulatur werden auch Thrombosen durch keine andere Maßnahme so effizient verhindert.

In der Regel lautet der Rat, den der Chirurg seinen Patienten nach der Operation gibt, „viel laufen oder liegen, möglichst wenig sitzen oder stehen". Leichte Bewegung ohne starke Anstrengung, am besten ruhiges Gehen, ist also dem Heilverlauf in jedem Fall förderlich.

Gerade die modernen, schonenden Verfahren wie die Radiowellenchirurgie (siehe Seite 54) und die endoskopische Entfernung der Stammvene (siehe Seite 77) machen dabei die Patienten praktisch sofort wieder mobil und schränken ihre Beweglichkeit nur minimal ein. Diesen Personen ist es manchmal sogar erlaubt, schon nach nur drei Tagen wieder Sport zu treiben.

Medikamentöse Thrombosevorbeugung

Ebenfalls nach praktisch jeder Krampfadernoperation wird der behandelnde Chirurg seinen Patienten eine medikamentöse Thromboseprophylaxe verordnen. Diese erfolgt heute in Form einer täglich einmaligen Injektion eines modernen „niedermolekularen" Heparinpräparates (siehe Seite 32) durch den Patienten selbst. Wie groß das individuelle Thromboserisiko dabei ist, hängt von vielen verschiedenen Faktoren ab, wie dem Gewicht, Thrombosen in der Vorgeschichte, der Art und Größe der Operation etc. Abhängig vom individuellen Risiko wird der Arzt über die Dosis des entsprechenden Medikamentes und die Behandlungsdauer entscheiden, in der Regel wird die Prophylaxe sich aber über einen Zeitraum von etwa fünf Tagen erstrecken.

> **!** Das Thromboserisiko richtet sich nach Gewicht, Vorgeschichte und nach Art und Größe der Operation.

Kompressionstherapie

Nach jeder Form der Venenoperation ist eine ausreichende und geeignete Kompressionstherapie durchzuführen. Im Normalfall erfolgt diese, nach anfänglichen Kompressionsverbänden direkt im Anschluss an den Eingriff, heute in Form von Kompressionsstrümpfen oder -strumpfhosen der Klasse II (siehe Seite 41). Auch hier entscheiden Art der Operation, Vorerkrankungen, Gewicht und andere Faktoren (wie zum Beispiel die Ausdehnung eventueller Blutergüsse) über die Dauer der Behandlung. Diese variiert zwischen lediglich drei Tagen bei bestimmten Radiowellen-Kathetereingriffen und der endoskopischen Stammvenenentfernung und bis zu zwölf Wochen bei ausgedehnten Stripping-Operationen. Meist wird die Kompressionswäsche anfangs ständig – außer zum Duschen – getragen, später dann noch tagsüber. Sicher ist die Dauer der Kompressionstherapie auch ein entscheidendes Kriterium dafür, zu welcher Jahreszeit ein Eingriff durchgeführt werden sollte.

Lymphdrainage

Gerade bei ausgedehnten Stripping-Operationen kann es zu großflächigen und hartnäckigen Blutergüssen und anhaltenden Schwellungen kommen. Aber auch alle anderen Operationsverfahren sind nicht völlig frei vom Risiko der Lymphschwellung, gerade nach Behandlung der großen Rosenvene, da diese von einem Bündel wichtiger Lymphgefäße begleitet werden, die bei der Operation in Mitleidenschaft gezogen werden können. In diesen Fällen ist oft eine Lymphdrainage – stets in Kombination mit einer entsprechend verlängerten Kompressionsbehandlung – angezeigt. Diese Therapie kann entweder in Form der klassischen manuellen Lymphdrainage, also in Form von Massagen durch einen entsprechend ausgebildeten Therapeuten, oder als apparative Drainage erfolgen. Letzteres Verfahren hat den Vorteil, dass es – wenn das Gerät dem Patienten leihweise verordnet wurde – jederzeit, auch mehrfach täglich, ausgeführt werden kann. Dabei liegt das zu behandelnde Bein in einer Manschette, deren pneumatische Kammern sich kontinuierlich so vom Fuß nach oben aufsteigend füllen, dass die Extremität gleichsam gewalkt und nach oben zu massiert wird.

> **!**
> Die Lymphdrainage wird entweder als Massage von Therapeuten oder mittels eines Gerätes durchgeführt.

Kälte- und Wärmeanwendung

Unmittelbar nach einer Venenoperation ist die lokale Anwendung von Kälte, etwa in Form von Kühlkissen, an den operierten Stellen sinnvoll und wird als sehr angenehm empfunden, insbesondere im Bereich von Schwellungen und Blutergüssen. Mit fortschreitender Genesung kann aber auch der Wechsel von lokaler Wärme und Kälte die Auflösung von hartnäckigen Blutergüssen fördern.

Salben und andere externe Anwendungen

Wenngleich ihre Wirkung pharmakologisch durchaus sehr umstritten ist, schwören doch viele Operateure und Patienten auf die Anwendung von Heparin in Salben- oder Gelform auf die behandelten Stellen und insbesondere auf Blutergüssen. Fest steht, dass die Anwendung wenigstens oft einen lokal kühlenden Effekt hat und das Auftragen mit einer sanften Massage des Gewebes verbunden ist, was als sehr angenehm empfunden wird.

> **!** Das Auftragen von Heparinsalben und -gels ist kühlend und massierend.

Blutegel

Eine ausgesprochen effiziente Art, hartnäckige Blutergüsse nach einer Venenoperation zu beseitigen, stellt die Anwendung der medizinischen Blutegel dar (siehe Seite 34). Da der von den Tieren eingespritzte Speichel in der Lage ist, auch schon etwas ältere Blutgerinnsel zu lösen, ist ihre Anwendung oft eine große Hilfe in diesen Fällen, wenngleich die Therapie aufseiten des Patienten natürlich einer gewissen Überwindung bedarf.

Thrombosen

Regelmäßig zur Urlaubszeit taucht der Begriff „Thrombosegefahr" und „Economy-Class-Syndrom" in den Medien auf. Erschreckend of scheinen Flugreisen aufgrund dieses Phänomens tödlich zu enden. Das liegt aber nur daran, dass viele Menschen die ersten Beschwerden, die eine Thrombose unter Umständen verursacht, nicht ernst nehmen.

> **!** Von 1000 Bundesbürgern erleidet etwa einer pro Jahr eine Thrombose.

Die Ursachen für eine Thrombose

Eine Venenthrombose ist die Verstopfung der Vene durch ein Blutgerinnsel, das sich dort gebildet hat. Abhängig von der Lokalisation dieser Vene kann dies mehr oder weniger gravierende Folgen für den Betroffenen haben, die von lästigen Schmerzen

> **!** Auslöser für eine oberflächliche Thrombose und Venenentzündung können ein Schlag gegen das Bein oder eine Entzündung der Haut sein.

und Entzündung bis zur akut lebensbedrohlichen Lungenembolie reichen. Sind oberflächliche Venen betroffen (also die Venen knapp unter der Haut und über dem Muskelhautsystem der Beine), so kommt es in der Regel „nur" zu einer oberflächlichen Thrombose und Entzündung. Sind die tiefen Venen betroffen, sind die Auswirkungen in der Regel sehr viel weitreichender.

In der Regel treten Thrombosen der oberflächlichen Venen in vorgeschädigten Gefäßen auf. Das heißt, es handelt sich normalerweise um durch Krampfadern erweiterte Venen, die oft noch zusätzlich gerade aktuell einer weiteren Schädigung unterliegen, etwa nach einem Schlag gegen das Bein, einem Insektenstich, einer ärztlichen Maßnahme wie Punktion oder Schnitt oder einer Entzündung der Haut oder Unterhaut in ihrem Einflussbereich. Durch diese Schäden werden der Blutstrom, die Gerinnbarkeit des Blutes und die Gefäßinnenhaut so verändert, dass es zur Gerinnung an dieser Stelle unter Ausbildung eines Blutpfropfens, also eines „Thrombus", kommt.

Schon der deutsche Arzt und Pathologe Rudolf Virchow (1821 bis 1902) hatte das Zusammenwirken der verschiedenen Ursachen für die Ausbildung eines Thrombus (Mehrzahl: Thromben) erkannt und die bis heute gültige „Virchow'sche Trias" aufgestellt, die drei kardinalen Grundlagen der krankhaften Gerinnung in einem Blutgefäß:

- Verlangsamung des Blutstroms,
- Veränderung der Gefäßinnenhaut und
- Veränderungen der Blutzusammensetzung.

Auch wenn wir heute sehr viel mehr Details über die Bildung und Auflösung von Blutpfropfen wissen, etwa auch, dass permanent in unserem Körper ein fließendes Gleichgewicht von Gerinnung und selbsttätiger Wiederauflösung besteht, so bleiben die Erkenntnisse von Virchow dennoch grundsätzlich wahr, und jeder Thrombus bildet sich aufgrund eben dieser Veränderungen. Dies gilt sowohl für das oberflächliche wie für das tiefe als auch für das venöse wie das arterielle Stromsystem.

Im Fall der oberflächlichen Venen bildet sich also an der Stelle der Venenwandschädigung ein Thrombus aus, der im Wesentlichen aus den Blutplättchen und den geronnenen Eiweißstoffen („Fibrin") besteht. Infolge dieser Verstopfung der Vene kommt es zur Ausbildung einer mehr oder weniger heftigen Entzündungsreaktion, die zunächst nur die Gefäßwand und die unmittelbare Umgebung erfasst und welche in der Regel ohne die Mitwirkung von Bakterien erfolgt. In manchen Fällen, etwa denen, in denen die Gefäßwandschädigung durch eine bakterielle Infektion im Stromgebiet der Vene ausgelöst wurde, können die Thromben auch bakteriell besiedelt sein und dadurch die Entzündungsreaktion der Umgebung noch akuter und heftiger ausfallen. Man spricht hier von einer „Thrombophlebitis", also einer durch Verstopfung hervorgerufenen Venenentzündung.

Das Erscheinungsbild einer solchen Thrombophlebitis ist daher: Schwellung und Verhärtung einer oberflächlichen Vene (seltener auch einer ganzen Venengruppe) mit Rötung und Schmerzen. Die Schmerzen können dabei eher gering sein, meist jedoch sind sie verhältnismäßig stark und beeinträchtigend. Nur in besonders ausgeprägten, eher seltenen Fällen geht eine solche Entzündung auch mit Fieber und einer merklichen Erhöhung der Entzündungsparameter im Blut einher.

> **!**
> Manchmal kommt es zur Thrombophlebitis, einer durch Verstopfung hervorgerufenen Venenentzündung.

Die Ursache einer tiefen Beinvenenthrombose ist in ebenfalls in der Virchow'schen Trias (s. o.) zu suchen, also der Veränderung von Blutstrom, Gerinnbarkeit (Zusammensetzung des Blutes) und der Gefäßinnenhaut. Zu dieser Dreiheit von Ursachen können sehr viele Umstände beitragen, die zur scheinbar „spontanen" Bildung einer Thrombose führen können, die wichtigsten sind:

- Operationen, insbesondere im orthopädischen Bereich (Knie- und Hüftersatzoperationen, Umstellungseingriffe) und urologischer oder gynäkologischer Art: je größer und langwieriger der Eingriff, umso höher ist das Risiko, an einer Thrombose zu erkranken
- Frakturen der unteren Extremität und des Beckengürtels, ganz besonders Oberschenkel- und Beckenfrakturen
- Schwangerschaft
- Hormonbehandlung bei Frauen und hormonelle Verhütung
- Krebserkrankungen
- Bestimmte Erkrankungen des Gerinnungssystems (beispielsweise Protein-C-Mangel, Protein-S-Mangel und andere)
- Unbeweglichkeit durch Bettruhe oder Gipsverband
- Muskelfaserriss, Tritt gegen die Wade oder starke Überanstrengung („Thrombose des ersten Urlaubstages")
- Thrombosen in der Vorgeschichte
- Starke Varizen
- Langes und stark beengtes Sitzen (siehe „So bleiben Ihre Beine venengesund … bei Flugreisen", siehe Seite 131)

Diese Ursachen sind demzufolge weitgehend identisch mit den oben genannten typischen Risikofaktoren, zu denen zusätzlich noch zu zählen sind:
- Übergewicht
- Rauchen
- Hohes Lebensalter

Die Beschwerden bei der Thrombose
Die Erkrankung der tiefen Venenthrombose beginnt manchmal schleichend, seltener akut und äußert sich in der Regel durch folgende Symptome:

- Schwellung des betroffenen Beins, oft auch nur der äußersten Peripherie (Knöchelregion), manchmal und in sehr schweren Fällen aber der gesamten Extremität bis in den Beckenbereich (selten!)
- Schmerzen bei Belastung, typischerweise ähnlich einem Muskelkater, jedoch meist einseitig und in der Regel scheinbar grundlos, also ohne eine vorangegangene adäquate Belastung, die einen Muskelkater rechtfertigen würde
- Druckschmerz über der betreffenden Region
- Druckgefühl im herabhängenden Bein, als ob das Bein „platzen" würde
- Gelegentlich – und meist nur in sehr ausgeprägten Fällen – leichte Blau- oder Weißfärbung der Extremität
- Dazu kommen manchmal noch ein allgemeines Krankheitsgefühl und leichte Erhöhung von Körpertemperatur und Herzfrequenz. In den Fällen, in denen es bereits zur Absonderung von Thrombusteilen in die Lunge mit entsprechenden (oft erst noch geringfügigen) Embolien gekommen ist, klagen Patienten auch noch über Schmerzen im Brustkorb, Atemnot oder Stechen bei der Einatmung.

Die Embolie

Als Embolie bezeichnet der Arzt das Verstopfen eines Blutgefäßes durch einen herangeschwemmten Blutpfropf (Thrombus). Da die Venen alle über den Weg der großen Hohlvene in die rechte Herzkammer führen und von dort weiter in die Lunge, wo das Blut mit frischem Sauerstoff versorgt wird und zu dem Zweck durch die Kapillaren des Lungenkreislaufs fließt, werden fortgeschwemmte Thromben also genau dort landen. Je nach Größe des Thrombus werden dann größere oder feinere Gefäße dieses „Lungenkreislaufs" verstopft. Es wird also dem Blut der Weg durch die Lungenkapillaren zurück zur linken Herzkammer und von dort in den „Körperkreislauf" verbaut. Man spricht dement-

> **!** Bei einer Embolie wird ein Blutgefäß durch einen Blutpfropf verstopft.

> ⚠ Bei der Lungenembolie kann es zur Atemnot, aber auch zu sekundenschnellem Tod durch Herz-Kreislauf-Versagen kommen.

sprechend von einer „Lungenembolie". Abhängig von der Größe des verstopften Gefäßes reichen die Beschwerden und Auswirkungen dieser Embolie von geringer Atemnot und eventuell leichtem Einatmungsschmerz (oder sogar ganz ohne wahrnehmbare Beschwerden) bis hin zum plötzlichen Herz-Kreislauf-Versagen und dem sekundenschnellen Tod des Patienten.

In den Fällen, in denen eine angeborene krankhafte Verbindung zwischen der rechten und der linken Herzvorkammer besteht, kann ein Thrombus sogar den Lungenkreislauf, in dem er sonst sicher ausgefiltert werden würde, umgehen und direkt in den Körperkreislauf gelangen. Er verstopft jedoch nicht die Gefäße des Lungenkreislaufs, sondern irgendein arterielles Gefäß des Körperkreislaufs, von der Handschlagader bis zur Gehirnschlagader oder dem Herzkranzgefäß, und kann dort vom Mangeldurchblutungsschmerz bis zum Hirninfarkt Schäden anrichten. Abgesehen von dieser seltenen Variante aber ist bereits die „normale" Lungenembolie ein akut lebensbedrohliches Krankheitsbild, das bei mindestens zehn Prozent der Patienten zum Tode führt und deshalb einer sofortigen intensivmedizinischen Behandlung bedarf.

Die Diagnose der Thrombose

Die Diagnose der tiefen Venenthrombose ist nicht so einfach („Blickdiagnose") wie bei der oberflächlichen Form.

> ⚠ Viele Thrombosen bleiben unerkannt und können zu einer Embolie führen.

Insgesamt ist die Diagnose nur aufgrund der oben dargestellten Zeichen praktisch unmöglich, und die Varianz dieser Symptome ist sehr groß: Es gibt sowohl kleine Thrombosen der Wadenvenen, die bereits erhebliche Beschwerden auslösen, als auch riesige langstreckige Verschlüsse im Bereich der Oberschenkel- und Beckenvenen, die erst durch die anhaltende Schwellung der Extremität auffallen. Viele Thrombosen werden schlicht gar nicht erkannt – weder vom Patienten, noch vom Arzt – und deshalb nie behandelt. Allerdings tragen auch diese unauffälligen Thrombosen das Risiko der Embolie (siehe Seite 93, verschlechtern den Zustand des Venensystems der Beine und tragen letztlich auch zur Bildung weiterer Thrombosen bei.

Sie sollten auf jeden Fall hellhörig die Zeichen (s. o.) Ihres Körpers beachten und sehr frühzeitig bei unerklärlichem Wadenschmerz oder Schwellungen einen Arzt aufsuchen. Dieser Arzt wird dann die weitere Diagnostik selbst durchführen oder veranlassen, die heute in der Regel so aussieht: Zunächst einmal gilt es, schnellstmöglich eine geeignete Duplex-Ultraschalluntersuchung herbeizuführen. Die farbkodierte Ultraschalluntersuchung zeigt dabei in den meisten größeren Venengruppen sehr genau, ob es sich um eine Thrombose handelt oder nicht. Sie hat dabei als primäre diagnostische Maßnahme heute die früher übliche röntgenologische Untersuchung der Venen mittels Kontrastmittelinjektion („Phlebografie") weitestgehend abgelöst. Nur bei speziellen Fragestellungen wird man heute ergänzend eine solche Untersuchung durchführen. Auch Computer- oder Kernspintomografie werden nur in sehr seltenen und speziellen Fällen eingesetzt werden und spielen in der täglichen Routine dieser Erkrankung keine Rolle. Bestimmte Blutuntersuchungen (z. B. die Bestimmung der „D-Dimere") ergänzen in manchen unklaren oder besonders schwierigen Fällen die Diagnostik.

Entscheidend für den weiteren Krankheitsverlauf ist ganz und gar die Ausdehnung des thrombotischen Verschlusses innerhalb der Extremität und der Umstand, ob es zum Loslösen von Thrombusbestandteilen kommt oder nicht: Prinzipiell gilt, dass die weiter peripher gelegenen Thrombosen weniger gefährlich sind als die weiter zentral gelegenen und zwar sowohl hinsichtlich des Schicksals der betroffenen Extremität, als auch, was das Risiko einer Embolie angeht.

> **!** Mittels Ultraschall wird schnell erkannt, ob es sich um eine Thrombose handelt.

Die Behandlung der Thrombose

Handelt es sich bei der Thrombose um eine Entzündung der oberflächlichen Venen, kann die Therapie sowohl symptomatisch als auch kausal (an der Ursache) erfolgen: In leichteren Fällen von lokal sehr begrenzter Entzündung wird der Arzt allgemein lokal entzündungshemmende Maßnahmen wie Kühlung und entsprechende Salbenverbände verordnen. Ist die Venenentzündung aber ausgedehnter, so ist die Behandlungspalette deutlich breiter gefächert: Es werden dann Kompressionsverbände und oral verabreichte entzündungshemmende Substanzen gegebenenfalls mit einem Antibiotikum kombiniert und in vielen Fällen auch die tägliche Injektion eines gerinnungshemmenden Heparinpräparates (siehe Seite 36 und weiter unten) verordnet.

Entscheidend dafür ist nicht nur die reine Ausdehnung der Thrombophlebitis, sondern insbesondere auch deren Lokalisation: Sind die oberflächlichen Stammvenen (große oder kleine Rosenvene, siehe Seite 10.) betroffen, so besteht das Risiko, dass die Thrombose von der jeweiligen oberflächlichen Vene aus auf das tiefe Venensystem übergreift, was unbedingt verhindert werden muss. Aus diesem Grund ist auch eine zunächst als eher banal eingestufte oberflächliche Venenentzündung in der Regel einer gründlichen Untersuchung mittels Duplex-Ultraschall zu unterziehen, um diese Gefahr rechtzeitig zu erkennen.

In ausgeprägt schmerzhaften Fällen oder einer entsprechend heftigen Entzündungsreaktion ist das Mittel der Wahl die chirurgische Schlitzung der Vene über dem Thrombus in örtlicher Betäubung und die Entfernung des Gerinnsels durch Ausdrücken desselben: Es tritt eine praktisch sofortige Besserung bis hin zur kompletten spontanen Beschwerdefreiheit ein. Im Gegensatz zur oberflächlichen, ist die Thrombose der tiefen Venen optisch zunächst nicht so augenfällig und wird leider sehr oft nicht rechtzeitig diagnostiziert und behandelt, was schwerwiegende Folgen haben kann.

> **!** Auch eine anfangs banal eingestufte oberflächliche Venenentzündung muss gründlich untersucht werden.

Die medikamentöse Behandlung

Abgesehen von seltenen Fällen, in denen eine operative Ausräumung der verstopften Vene vorgenommen wird, behandelt man heute nach zwei Prinzipien, einerseits versucht man, die Bildung weiterer Thromben zu verhindern, andererseits bereits vorhandene Thromben aufzulösen. Die wichtigsten Instrumente zur Verhinderung der Neubildung und des weiteren Wachstums der vorhandenen Thromben sind das „Heparin" (siehe unten und Seite 36) und die Kompressionstherapie (siehe Seite 36).

Nur in bestimmten Fällen, insbesondere bei höher reichenden Gerinnsel, wird gelegentlich die Auflösung der Thromben durch bestimmte Stoffe angewendet, was aber nicht ganz ohne das Risiko von Blutungen an anderen Orten des Körpers ist und daher nur unter ganz bestimmten Voraussetzungen erfolgen kann.

Heparine sind Eiweißstoffe, die in unserem Körper in bestimmten Zellen (Mastzellen) gebildet werden und die Gerinnbarkeit des Blutes herabsetzen. Therapeutisch eingesetzt werden dabei heute hoch gereinigte Teile dieser uneinheitlichen Stoffe, die aus der Schleimhaut von Schweinedünndarm gewonnen werden und die man, entsprechend ihrem Molekulargewicht, nach dem man sie trennt, als „niedermolekulare Heparine" oder kurz „NMH" bezeichnet. Diese NMH haben im Gegensatz zu den früher gebräuchlichen Mischpräparaten eine deutlich gesteigerte Wirkung und verminderte Nebenwirkungsrate. Heparine können nur gespritzt eingesetzt werden, sie würden bei der Passage durch den Magen-Darm-Trakt (wenn sie oral verabreicht würden) in unwirksame Aminosäurenbestandteile zerlegt werden. Die modernen niedermolekularen Heparine müssen dabei in der Regel nur noch einmal alle 24 Stunden unter die Haut injiziert werden.

> **!** Bei den meisten Thrombosen im Unter- und Oberschenkelbereich werden Heparinpräparate gespritzt und es wird Kompression angewandt.

> **!** Thrombosen bis zur Kniekehle werden ambulant, solche bis zum Oberschenkel teilweise stationär behandelt.

Die Kompressionsbehandlung

Parallel zur „Heparinisierung" des Patienten erfolgt eine konsequente Kompressionstherapie mithilfe entsprechender Verbände oder geeigneter Kompressionsstrümpfe. Dabei wird man heute in der Regel Patienten mit einer Thrombose bis zur Kniekehle ambulant behandeln und dazu auffordern, sich viel zu bewegen und gleichzeitig die Kompressionstherapie und das Heparin anzuwenden, während man Oberschenkel- und Beckenvenenthrombosen teilweise stationär und in Einzelfällen mittels medikamentöser Auflösung oder (noch seltener) operativer Entfernung der Gerinnsel therapiert.

Nach der Behandlung der Thrombose

Auch die Therapiedauer und die Nachbehandlung hängen dabei sehr stark vom Ausmaß der Thrombose und eventuell zugrunde liegenden Erkrankungen ab: Während in leichteren Fällen wenige Wochen Heparin und Kompression über einige Monate ausreichen, wird man in entsprechend schweren Fällen bis hin zu einer lebenslangen Therapie mittels Kompression und Gerinnungshemmung behandeln. In diesen Fällen werden dann die Heparininjektionen ersetzt durch die orale Gabe eines gerinnungshemmenden Stoffes, der das Vitamin K im Körper ausschaltet. Diese Stoffe führen zu einer intensiven Gerinnungshemmung („Blutverdünnung"), können oral eingenommen werden, bedürfen aber einerseits der regelmäßigen Laborkontrolle von Blutproben und können andererseits bei Unfällen oder selbst größeren Schnittverletzungen zu erheblichen Blutungsrisiken führen. Deshalb müssen solche „antikoagulierten" Patienten einen Notfallausweis mit sich tragen und im Fall von besonderer Verletzungsgefahr (gefährliche Berufe) auch eine Ampulle Vitamin K, die man im Notfall schnell injizieren kann.

> **!** In leichten Fällen reichen Heparin und Kompression über einige Monate aus, in schweren muss ein Leben lang therapiert werden.

Die Gabe von Acetylsalicylsäure („Aspirin", „ASS") und verwandten Substanzen hingegen hat keine Wirkung im venösen

System und ist deshalb nicht angezeigt: Diese Medikamente haben zwar einen gewissen gerinnungshemmenden Effekt, speziell durch die Verminderung der Verklumpung der Blutplättchen, der jedoch im langsam fließenden venösen Blut, das mit geringem Druck durch die Gefäße strömt, nicht ausreicht, um eine Thrombusbildung dort zu vermeiden.

> ! Aspirin und Co. haben keinen direkten Einfluss auf die Thrombose.

Ganz anders als im schnell fließenden System der Arterien: Dort werden diese Stoffe üblicherweise zur Vorbeugung von Gefäßverschlüssen erfolgreich eingesetzt.

Auch die Langzeitfolgen der Thrombosen sind, selbst wenn sie nicht zu einer Embolie geführt haben, in vielen Fällen ausgesprochen gravierend für den Patienten: Sie führen zum gefürchteten „postthrombotischen Syndrom". Dieses Krankheitsbild ist dadurch gekennzeichnet, dass die venöse Entblutung der Extre-

Postthrombotisches Syndrom mit Stauung, vermehrter Pigmentierung und drohendem offenen Bein

mität dauerhaft gestört ist. Das heißt, dass selbst eine mehr oder weniger vollständige Beseitigung der Thromben sehr oft einen dauerhaften Schaden an den Venen hinterlässt: Die Venenklappen sind zerstört, und es kommt dadurch nicht mehr zum geregelten Abfluss des venösen Blutes durch das tiefe Venensystem zurück zum Herzen, sondern im Gegenteil zu einer massiven Stauung in der Unterschenkelregion. Dieses postthrombotische Syndrom ist gekennzeichnet durch massive Stauungen und entsprechende Hautveränderungen wie Pigmentierung, Verhärtung von Haut und Unterhaut („Sklerose") und oft sehr ausgeprägten Stauungsbeschwerden in Form von „schweren Beinen" und ausgeprägten Schwellungen.

Auch ein offenes Bein („Ulcus cruris", siehe „Das offene Bein") ist gelegentlich eine Folge der chronisch gestörten Durchblutung. Patienten leiden unter einer lebenslang erhöhten Neigung zu neuerlichen Thrombosen. Eine Therapie an der Ursache der Erkrankung, also einer Wiederherstellung der defekten Klappen im Verlauf der Venen, ist derzeit noch nicht möglich, und so bleibt diesen Patienten nur eine konsequente entstauende Therapie mittels entsprechender Kompressionsstrümpfe der Klasse II (siehe Seite 41). In vielen Fällen wird dabei ein Kompromiss zwischen der oft besser geeigneten Oberschenkelstrümpfe und den – wenigstens im Alltag akzeptierten – Unterschenkelstrümpfen geschlossen.

Aus heutiger Sicht muss das postthrombotische Syndrom als weitgehend unveränderlicher Endzustand einer ausgeprägten tiefen Thrombose mit daraus resultierenden Klappenschäden betrachtet werden. Ob in Zukunft ein Gefäßersatz etwa auch aus „im Reagenzglas gezüchteten" Venen mit funktionierenden Klappen erfolgen kann, bleibt bis auf Weiteres reine Spekulation.

> **!**
> Bis auf Weiteres gibt es noch keinen künstlichen Venenersatz mit funktionierenden Klappen.

Das offene Bein (Ulcus cruris)

Die Haut am Unterschenkel ist trocken, gerötet und juckt, später bilden sich braune Pigmentflecken, nässende Ekzeme und Hautverhärtungen. Es entsteht eine offene Stelle, die einfach nicht abheilt. Etwa 100.000 Menschen leiden derzeit in Deutschland unter einem offenen Bein in unterschiedlichen Ausprägungen, manche von ihnen schon seit Jahrzehnten. Das offene Bein ist nicht nur mit Schmerzen und oft täglichen Arztbesuchen und Verbandswechseln verbunden, sondern auch mit sozialer Ausgrenzung und der Unfähigkeit, sich so unbeschwert zu bewegen und beispielsweise auch zu verreisen, wie Gesunde das können.

> Der Ulcus cruris tritt eher in höherem Alter auf.

Die Ursachen des offenen Beins

Für das offene Bein, medizinisch als „Ulcus cruris" bezeichnet, gibt es verschiedene Gründe. Am häufigsten findet man als Ursache eine Störung des venösen Abstroms des Blutes aus dem betroffenen Bein. Es gibt aber auch Beingeschwüre, die durch einen Schaden an den Arterien (Schlagadern) oder – sehr selten – durch eine Kombination aus einer venösen und einer arteriellen Störung herrühren. Beim venösen Schaden liegen die Beingeschwüre (medizinisch im Plural „Ulcera" genannt) meist an der Innenseite des Unterschenkels oder der Knöchelregion, beim arteriellen Schaden oft vor der Schienbeinkante.

Die venösen Ursachen eines Ulcus können sehr verschieden ausgeprägt sein: In vielen Fällen liegt eine ausgeprägte Erkrankung der Stammvenen vor („Stammvarikosis", siehe Seite 19), in anderen ein Defekt einer oder (meist) mehrerer Verbindungsvenen („Perforansvarikosis", siehe Seite 18) im Bereich des Geschwürs. Manchmal liegt auch der Zustand nach einer ausgeprägten Thrombose mit entsprechender Störung der Transportfunktion der tiefen Venen vor. Am häufigsten findet sich eine Kombination aus Stammvenenerkrankung und lokalem Defekt

> **!**
> Durch den chronischen venösen Stau kommt es schließlich zum Absterben der Haut und zur Bildung des Ulcus.

der Perforansvenen (Verbindungsvenen zwischen oberflächlichem und tiefem System).

Eine Sonderform des Ulcus cruris stellt das „arthrogene" Ulcus dar: der medizinische Begriff bedeutet, dass dieses Ulcus „gelenkbedingt" ist, das heißt, es tritt etwa bei Versteifung des oberen Sprunggelenkes auf, weil durch die hier fehlende Beweglichkeit ein wichtiger Mechanismus des Rücktransportes des venösen Blutes aus den Beinen zum Herzen ausgeschaltet wird: Das komplexe anatomische System aus Muskel- und Gewebehäuten, Muskeln und Venen im Sprunggelenksbereich bedingt bei Beugung und Streckung dieses großen Gelenkes einen effizienten Pumpmechanismus (siehe Seite 36) in den tiefen Venen. Fällt dieser Pumpmechanismus aus, kommt es zu einem nur sehr schwer behandelbaren Rückstau im Bereich des peripheren Un-

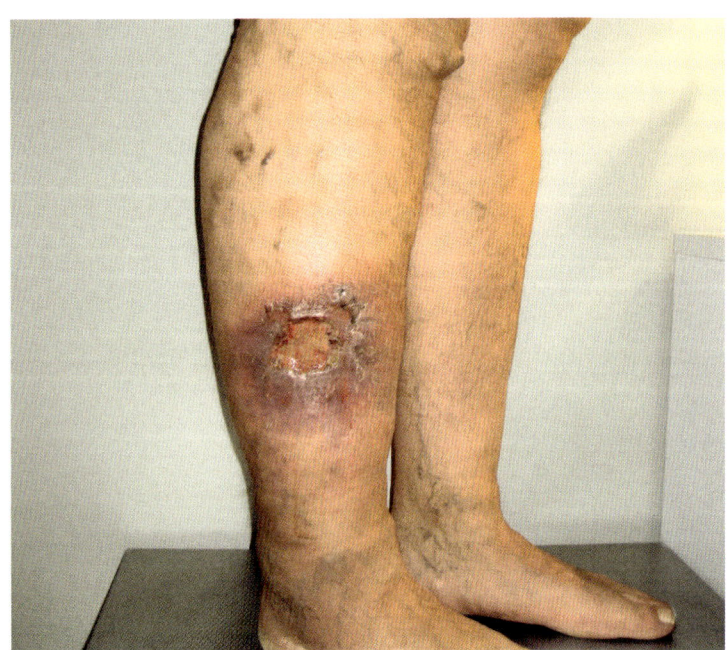

Ulcus cruris (offenes Bein) bei 35-jährigem Koch mit Stammvenenschaden

terschenkels und eben gehäuft zur Bildung von Geschwürbildung, natürlich gefördert auch noch von begleitenden Varizen oder anderen Venenschäden.

Die Beschwerden beim offenen Bein

Das offene Bein stellt einen lange bestehenden (also chronischen) krankhaften Haut- und Unterhautdefekt im Bereich des Unterschenkels oder Fußes dar. Dabei kann dieser Defekt klein wie ein Fingernagel oder groß wie ein oder mehrere Handflächen nebeneinander sein: Es gibt hierbei die verschiedensten Ausprägungen, wobei die Schweregrade im Laufe der oft langjährigen Erkrankung immer wieder beim selben Patienten variieren können. Wir sehen durchaus Fälle, bei denen rund um die ganze untere Hälfte eines oder beider Unterschenkel die gesamte Haut und Unterhaut fehlt und Sehnen und Muskeln freiliegen. Selbstverständlich sind solche Veränderungen mit teilweise erheblichen Schmerzen verbunden, und die Betroffenen leiden manchmal mehrere Jahrzehnte an diesen Wunden.

> **!** Manchmal reicht der Defekt so tief, dass freiliegende Sehnen abgestorben sind und die Beweglichkeit eingeschränkt ist.

Die Diagnose des offenen Beins

Zunächst einmal wird der Arzt das Ulcus eingehend betrachten, die umgebende Haut beurteilen und wahrscheinlich einen Abstrich aus der Wunde entnehmen, um die besiedelnden Keime und ihre Empfindlichkeit gegen die verschiedenen Antibiotika zu testen. Danach schließt sich eine Untersuchung der zu- und abführenden Blutgefäße, also der Arterien und Venen, des betroffenen Beines an. Diese wird man zunächst orientierend mit einer Stiftsonde eines einfachen Doppler-Sonografiegerätes ausführen oder – genauer – mithilfe eines Duplex-Sonografiegerätes, das den Blutstrom exakt in Farbe darstellen kann und Gefäßstrukturen zeigt (siehe auch „Die Diagnose der Krampfadern").

Sollten diese Untersuchungen in manchen Fällen immer noch kein eindeutiges Bild der Gefäßversorgung ergeben, muss gele-

> **!** Mithilfe der Doppler- oder Duplex-Sonografie erkennt der Arzt die Schäden am offenen Bein.

gentlich eine klassische Phlebografie oder Angiografie angewendet werden – also die röntgenologische Darstellung der Venen und Arterien mittels injizierter Kontrastmittel. Dies wird aber beim venösen Ulcus eher die Ausnahme sein. Aufgrund der Ergebnisse dieser Untersuchungen kann der Arzt die Ursachen des Ulcus bestimmen und eine Therapie planen.

Die Behandlung des offenen Beins

Das arterielle Ulcus

Beim arteriell bedingten (oder wesentlich mitbedingten) offenem Bein steht die Wiederherstellung der arteriellen Durchblutung ganz im Vordergrund einer Therapie. Man wird verschlossene Schlagaderabschnitte entweder mittels Kathetersonden wieder frei machen oder nötigenfalls operativ einen Bypass anlegen. Die arteriellen Ulcera sind seltener und werden meist – wegen der starken Schmerzen beim minderdurchbluteten Bein – frühzeitig einer Therapie zugeführt, bevor sie nennenswerte Größen erreichen. Verbände und die Anwendung von externen Medikamenten (Salben etc.) können nur geringfügig lindern und eventuell eine Infektion von außen verhindern, heilend wirken sie in keinem Fall.

Das venöse Ulcus

Auch hier steht natürlich die Beseitigung der Ursache – sprich: der venösen Durchblutungsstörung – im Vordergrund. Man wird also entweder ohne oder mit Operation den venösen Rückstrom wieder verbessern und somit die Grundlage für die Entstehung des Ulcus behandeln. Als erste Maßnahme geeignet sind in jedem Fall entstauende korrekt angelegte Kompressionsverbände, die in der Lage sind, die oberflächlichen Venen zu komprimieren und den Rückstrom über das tiefe Venensystem zu aktivieren. Dabei können sowohl professionell angelegte Verbände aus Baumwoll- und Mischgewebebinden als auch halbstarre Verbände aus Zink-

> **!**
> Verschlossene Schlagaderabschnitte werden durch Kathetersonden frei gemacht, teilweise muss ein Bypass gelegt werden.

leimbinden hilfreich sein (siehe „Die Behandlung der Krampfadern *ohne* chirurgischen Eingriff"), in Einzelfällen auch geeignete Kompressionsstrümpfe. Die Kompressionstherapie ist aber in der Regel nur eine vorübergehende Lösung und mit verhältnismäßig großem Aufwand verbunden: Nur die wirklich professionelle Anlage eines Kompressionsverbandes ist wirksam. Dies ist wiederum dem Patienten selbst nicht möglich und damit die tägliche Versorgung durch medizinisches Personal oder sehr gut geschulte Angehörige erforderlich.

Die Versorgung der eigentlichen Wunde mittels spezieller Verbände ist dabei nur von nachrangiger Bedeutung und kann allein niemals zur Abheilung eines solchen Ulcus führen. Es wird heute von der Industrie eine Vielzahl (überwiegend leider sehr teurer) Verbandsmittel angeboten, oft auf der Basis von Gelplatten oder Folien. Diese Verbände erfreuen sich großer Beliebtheit bei vielen Ärzten und Pflegekräften und haben in ungeheurem Maße zur Verteuerung der Ulcustherapie beigetragen, ohne einen wesentlichen Nutzen zu erbringen.

Da die venöse Entstauung langfristig erfolgen muss, ist eine entsprechende Therapie an den betroffenen Venen vorzunehmen. Diese kann wiederum operativ und nichtoperativ erfolgen: Wo es der Allgemeinzustand des Patienten erlaubt und der Schweregrad der venösen Störung es erfordert (zum Beispiel bei der Stammvenenerkrankung), wird man in der Regel einen möglichst einfachen, effizienten und schonenden operativen Eingriff zur Sanierung des Venensystems vornehmen. Das heißt beispielsweise eine Durchtrennung der betroffenen oberflächlichen Stammvene an der Kreuzung mit der tiefen Vene („Crossektomie", siehe Seite 72), ein Katheterverfahren (Radiowelle oder Laser, siehe Seite 65) oder eine endoskopische Operation (siehe „Die Behandlung der Krampfadern *mit* chirurgischem Eingriff").

Speziell beim offenen Bein wurden seit den 80er-Jahren des vergangenen Jahrhunderts viele, recht aufwendige endoskopi-

> Langfristig kann die venöse Entstauung operativ oder nichtoperativ erfolgen.

> **!** Die endoskopische Operation unter einem Ulcus kann viele Komplikationen nach sich ziehen und wird heute deshalb meist durch eine andere Methode ersetzt.

sche Operationen ausgeführt: Durch einen Schnitt am oberen Ende des Unterschenkels wurden Endoskope bis unter das Ulcus gebracht und dort erkrankte Verbindungsvenen („Perforansvenen", siehe Seite 9) durchtrennt.

Heute steht man diesen Verfahren überwiegend skeptisch gegenüber, weil sie zum Teil zu erheblichen Belastungen und Schäden geführt haben. Oft wird man heute auch auf eine Operation verzichten und stattdessen eine Schaumverödung durchführen (siehe „Die Behandlung der Krampfadern *ohne* chirurgischen Eingriff"): Dabei wird schaumförmiges Verödungsmittel in die erkrankten Venen oder deren zuführende Äste gespritzt und die Vene so zum Verschluss durch Verklebung und Verwachsung angeregt.

Ist die venöse oder arterielle Ursache eines offenen Beins beseitigt, so kann man (oft noch in der gleichen Behandlungssitzung) einen sehr einfachen und sehr effizienten Eingriff direkt am Ulcus ausführen: das „Shaving" mit nachfolgender Bedeckung. Dabei wird die oberflächliche Bedeckung des offenen Beins mittels eines speziellen Hauthobels („Dermatom") in einer dünnen Schicht abgetragen. Auf das nunmehr frisch blutende, saubere Gewebe am Grund des Ulcus, das man so frei gelegt hat, wird nun „Spalthaut" gelegt. Diese Spalthaut wird ebenfalls mithilfe des Dermatoms als dünne Schicht (meist etwa ein Drittel Millimeter stark) zum Beispiel vom Oberschenkel desselben Patienten streifenförmig abgetragen. Dieser Hautstreifen von einigen Zentimetern Breite, meist etwa 15 Zentimeter lang, kann als feines Hautnetz, dem „Meshgraft", verpflanzt werden, weshalb man die Verpflanzung dieses Netzes auf Hautdefekte auch „Meshgraft-Plastik" nennt. Dieses „Meshgraft" wird nun entweder mittels Nähten, Klammern oder auch nur festen Verbänden auf dem offenen Bein fixiert und dort für mehrere Tage belassen. Ein erster Verbandswechsel nach drei bis fünf Tagen zeigt dann, ob die „neue" Haut in Form des feinen Netzes auf dem Ulcusgrund angewachsen ist.

> **!** Mithilfe der Verpflanzung von Hautnetzen lassen sich jahrzehntelang bestehende offene Beine schnell und dauerhaft verschließen.

Das Lipödem

Das Lipödem (umgangssprachlich auch Reiterhosensyndrom, Säulenbein oder Reithosenfettsucht genannt) tritt fast ausschließlich bei Frauen auf, vor allem nach der Pubertät, nach einer Schwangerschaft oder im Klimakterium. Gefäßspezialisten sind sich mittlerweile darüber einig, dass das Lipödem eine echte Krankheit und nicht „nur" eine Befindlichkeitsstörung oder eine konstitutionelle Variante darstellt.

Die Beschwerden beim Lipödem

Unter einem Lipödem versteht man einen Komplex von Symptomen:

Die Unterhautfettansammlung in der unteren Extremität (selten auch an den Armen) ist oft zum restlichen Körper völlig unproportioniert: Das heißt, die Oberkörper dieser Patientinnen sind schlank, ja manchmal geradezu mager, die Partien von der Hüfte abwärts aber sind deutlich stämmiger und weisen im Ultraschallbild ein erhebliches Unterhaufettdepot auf. Gleichzeitig besteht eine vermehrte Flüssigkeitsansammlung in den betroffenen Extremitäten, im Sinne eines „Lymphödems". Die Lymphflüssigkeit, also die wässrige Lösung, die sich im Gewebe natürlicherweise in den Spalten zwischen den Zellen und Fasern befindet, wird nicht in der natürlichen Weise vom Körper über die Lymphgefäße in dem Maße abtransportiert, wie sie durch Abfiltration aus den Kapillaren ständig anfällt. Dadurch kommt es zu einer oft sehr ausgeprägten „Wasseransammlung" besonders im Bereich der Unterschenkel und der Knöchelregion, wo sich die Flüssigkeit naturgemäß der Schwerkraft folgend ansammelt. Beim echten Lipödem kann man bei feingeweblichen Untersuchungen unter dem Mikroskop (an entnommenem Gewebe) auch eine chronische Veränderung der feinen Lymphgefäße in der Weise nachweisen, dass diese Gefäße ihre natürliche Elastizität ebenso

> **!** Beim Lipödem treten auf: Unterhautfettansammlung, vermehrte Flüssigkeitsansammlung, schmerzhaft vermehrte Berührungsempfindlichkeit und spontanes Auftreten von Blutergüssen.

verlieren wie die Fähigkeit, Flüssigkeiten durch ihre Wände aufzunehmen („Lymphosklerose").

Außerdem finden sich beim typischen Lipödemkomplex eine schmerzhaft vermehrte Berührungsempfindlichkeit der betroffenen Areale sowie das spontane Auftreten von Blutergüssen, oft ganz ohne Verletzung, manchmal aufgrund winziger Berührungen oder Stöße.

Dieser Komplex aus verschiedenen Symptomen ist erst in jüngster Zeit in den Fokus der Medizin gerückt und bildet das Gesamtbild des „Lipödems". Verständlicherweise leiden die betroffenen Patienten massiv unter den schweren und schmerzhaften Beinen (selten: Armen) ebenso wie unter dem unästhetischen Erscheinungsbild.

Die Behandlung des Lipödems

> **!** Die Beschwerden durch die Lipödeme lassen sich mit Lymphdrainage behandeln.

Interessanterweise hilft sportliches Training in diesem Fall nur wenig und dann nur bei extremer Ausübung von Laufsport, etwa ab einer Distanz des Halbmarathons (also etwa 20 Kilometer), dem entgegen steht die natürliche Behinderung gerade dieser Sportarten durch die Krankheit selbst.

Als symptomatische Behandlung, also zur Linderung der Beschwerden, kann man alle Arten der Lymphdrainage anwenden, also sowohl die klassische manuelle Behandlung als auch die pneumatische Variante: Dabei werden die betroffenen Extremitäten in einen Stiefel (oder eben Ärmel) mit pneumatisch befüllbaren Kammern in der Hülle gelegt und diese Kammern dann rhythmisch sanft (maschinell) so mit Luft befüllt, dass sich die am weitesten peripher gelegenen Kammern zuerst, die anderen dann in aufsteigender Folge füllen und so Flüssigkeit aus der Peripherie der Extremität nach zentral massieren.

Sowohl nach der manuellen als auch nach der mechanischen oder pneumatischen Lymphdrainage sollten die Patienten sofort einen gut sitzenden Kompressionsverband oder entsprechenden

Strumpf (oder eben Ärmel) tragen, um das schnelle erneute Fluten der Flüssigkeitsreservoirs in den Zellzwischenräumen zu verhindern. Die pneumatische Lymphdrainage kann man als Patient auch bequem zu Hause mit den entsprechenden Geräten durchführen, die jedoch nach wie vor nicht regelmäßig von den gesetzlichen und privaten Krankenversicherungen übernommen werden.

Die Deutsche Phlebologische Gesellschaft, ein wichtiges Organ der deutschen Venenärzte, hat nun eine Leitlinie zur Behandlung des chronischen Lipödems verfasst, die den behandelnden Ärzten damit erstmals eine verbindliche Richtschnur zur Therapie bietet und andererseits auch die Möglichkeit eröffnet, diese bei den Versicherungsträgern zu beantragen und möglicherweise genehmigt zu bekommen: Diese Leitlinie besagt, dass die grundlegende und dauerhafte Therapie des Lipödems in einer speziellen Technik der Fettabsaugung der betroffenen Extremität liegt. Nur so können die krankhaften Fettdepots – und damit der Speicherplatz für die Flüssigkeit – dauerhaft reduziert werden. Gleichzeitig erreicht man natürlich auch einen erheblichen ästhetischen Fortschritt durch das Erzielen einer schlankeren Kontur der betroffenen Extremitäten.

Die vorgeschlagene Therapie ist eine Liposuktion (Fettabsaugung) in „Nasstechnik": Dabei wird das Gewebe zunächst mittels einer speziellen Lösung aufgeschwemmt und betäubt. Diese Lösung (genannt „Tumeszenz-Lokalanästhesie" oder kurz TLA, siehe Seite 69) besteht aus Kochsalzlösung, einem örtlichen Betäubungsmittel und ein wenig Adrenalin zur Gefäßverengung und Verhinderung von Blutungen. Man wendet diese „TLA" in Form einer Infusion über eine entsprechende Infusionspumpe so an, dass das gesamte Gebiet, welches man abzusaugen beabsichtigt, gleichmäßig mit der Lösung gründlich durchtränkt wird. So ist das Gebiet sehr gut betäubt (oft ist deshalb eine Narkose bei der eigentlichen Absaugung verzichtbar) und das Gewebe aufgelo-

> **!** Leider ändern Lymphdrainagen nichts am Erscheinungsbild der Extremitäten und am ständigen Nachlaufen der Flüssigkeit in das Unterhautgewebe.

> [!] Bei der Nassmethode der Liposuktion werden praktisch keine Lymphgefäße verletzt.

ckert: Gerade dieses Auflockern des Gewebes erlaubt es nun dem Chirurgen, mit relativ wenig Kraft die recht feinen Kanülen locker durch die Unterhautschicht zu führen. Dabei weichen viele anatomische Strukturen, wie eben Lymph- und Blutgefäße sowie Nerven, der Kanülenspitze in dem wässrigen Milieu der so vorbereiteten Unterhaut aus, und es kommt zu keinen Verletzungen dieser Strukturen.

Gerade aus diesem Grund ist diese Nasstechnik der „trockenen" Liposuktion beim Lipödem unbedingt vorzuziehen: Bei der trockenen Variante wird in Vollnarkose und ohne Aufschwemmung des Gewebes mit erheblich mehr Kraft das Fettgewebe abgesaugt. Bereits bei Patienten ohne vorheriges Lipödem führt dies gelegentlich zu anhaltenden Lymphödemen, weil zahlreiche Lymphgefäße dabei verletzt werden können.

Eine zusätzliche Schonung des Gewebes ergibt die Verwendung der vibrierenden Sonden: Diese Kanülen werden motorgetrieben in leichte Vibrationen versetzt, sodass die Kanülenspitze mit noch geringerer Kraft vom Chirurgen durch das Gewebe geführt werden kann. Diese Fettabsaugung kann in der Regel ambulant ausgeführt werden, jedoch sollten sie nur solche Chirurgen vornehmen, die ebenso erfahren auf dem Gebiet der Liposuktion einerseits wie auf dem Gebiet der Venenchirurgie andererseits sind.

> [!] Nach der Fettabsaugung müssen mindestens sechs Wochen lang Kompressionsstrümpfe getragen werden.

Nach der Behandlung des Lipödems
Nach der Behandlung sollten für wenigstens sechs Wochen straffe medizinische Kompressionsstrümpfe (oder gegebenenfalls ebensolche Ärmel) getragen werden. Bezüglich der Kostenübernahme der recht aufwendigen und damit auch nicht preiswerten Behandlung können Patienten und Ärzte nun endlich auf eine Leitlinie (s. o.) hinweisen: Diese Leitlinien sind ernstzunehmende Behandlungsempfehlungen, die bei der Argumentation mit der Versicherung nicht ohne Weiteres übergangen werden können.

Die chronisch venöse Insuffizienz

Etwa zwei bis fünf Prozent der Bevölkerung in westlichen Industrieländern sind von der chronisch venösen Insuffizienz (CVI) betroffen. Der Erkrankungsgipfel liegt bei Frauen zwischen dem 40. und 50. Lebensjahr und bei Männern zwischen dem 70. und 80. Lebensjahr.

Die Ursachen für eine chronisch venöse Insuffizienz

Dieser Begriff – der leider selbst von Ärzten gelegentlich fälschlich auf eine Krampfadernerkrankung angewandt wird – beschreibt die chronische Schädigung der *tiefen Venen und ihrer Klappen*. Es sind also nicht primär die oberflächlichen Venen verändert und oft auch keinerlei Krampfadern sichtbar, sondern das Problem liegt in den tiefen Leitvenen der Beine. Über dieses System aus tief zwischen den Muskeln liegenden Venen wird das Blut der Beine zum größten Teil zurück in Richtung Herz transportiert, während im oberflächlichen System nur ein geringerer Teil des oberflächlich angefallenen Blutes läuft. Entsprechend sind diese tiefen „Leitvenen" auch von sehr viel größerem Kaliber.

> **!** Bei der chronisch venösen Insuffizienz liegt das Problem in den tiefen Leitvenen der Beine.

Wie alle Venen tragen natürlich auch diese Gefäße Venenklappen, die den Blutstrom nur in eine Richtung – nämlich herzwärts – zulassen sollen. Diese Venenklappen sind wie Segel geformt, die sich dann gebläht in der Gefäßmitte treffen und dieses so abschließen, wenn das Blut in die andere Richtung (also in die Peripherie) drängt. Die Venen tragen dabei nicht nur eine oder wenige, sondern zahlreiche Klappen: Je weiter peripher man diese Venen betrachtet, umso mehr Venenklappen tragen sie, weil dort unten der Druck der Blutsäule („hydrostatischer Druck", siehe Seite 8) naturgemäß höher ist als näher zum Herzen.

Da diese Leitvenen zwischen den Muskeln der Beine liegen, werden sie bei Muskelkontraktion (wobei die Muskeln ja kürzer und dicker werden, also mehr Platz beanspruchen) zusammen-

> **!** Die erhöhte Ferse beim Tragen hochhackiger Schuhe bewirkt, dass die Pumpfunktion der Wadenmuskulatur nicht mehr funktioniert.

gedrückt, und das in ihnen enthaltene Blut „ausgequetscht". Hier nun sind es wieder die Venenklappen, die den Blutstrom richten: Durch den Verschluss des Weges durch intakte Klappen nach unten kann sich die Blutsäule bei Muskelkontraktion nur nach oben (in Richtung Herz) bewegen. Dieser Pumpmechanismus durch die Muskulatur der Beine ist immens wichtig und leistet eine sehr effektive Drainage, deshalb ist es von großer Bedeutung, sich möglichst viel zu bewegen und die Beinmuskulatur zu betätigen, gerade wenn man zu Schwellungen neigt. Umgekehrt zeigt sich darin auch der fatale Mechanismus, der beim Tragen extrem hochhackiger Schuhe eintritt: Durch die erhöhte Ferse wird die Pumpfunktion der Wadenmuskulatur zum größten Teil unwirksam.

Dieser gesamte Mechanismus, der noch durch unterschiedliche Muskelhäute und die Fixierung der Venen daran und an Gelenken unterstützt wird und noch nicht vollständig erforscht ist, hängt natürlich von der Funktionsfähigkeit der Venenklappen ab. Leider nimmt die Zahl der funktionierenden Venenklappen im Laufe eines Menschenlebens stetig ab: Man geht davon aus, dass bis zum 50. Lebensjahr etwa 70 Prozent aller Venenklappen, mit denen der Mensch geboren wurde, verloren gehen. Dadurch ergibt sich eine Funktionseinschränkung der Venen, und die Tendenz zu Schwellungen oder auch Thrombosen nimmt beispielsweise mit höherem Lebensalter zu.

Weiterhin gibt es Krankheiten, die die Zahl der Venenklappen oder deren Funktion beeinträchtigen können. Selten gibt es angeborene Formen der teilweise oder nahezu komplett fehlenden Venenklappen in bestimmten Venen: Es entstehen Venen, in denen das Blut nicht mehr regelgerecht nach oben transportiert werden kann, sondern – wenigstens in aufrechter Körperposition – sich erheblich in den tiefen Venen staut – es handelt sich hierbei also um „innere Krampfadern". Diese familiär gehäuft auftretende Störung führt bereits sehr früh zu merklichen Störungen und wird daher entsprechend schon im jugendlichen Alter zum Arzt führen und dort diagnostiziert werden.

Daneben werden die Klappen der tiefen Leitvenen der Beine am häufigsten durch Thrombosen zerstört: Die Blutgerinnsel, welche ja eine Thrombose ausmachen, haften an den Venenwänden und Klappen, und obwohl sich viele dieser Gerinnsel auflösen lassen (oder manchmal spontan auflösen), hinterlassen sie doch sehr häufig dauerhaft zerstörte Venenklappen. Also kann eine Thrombose, selbst bei vollständiger Rekanalisation des verstopften Gefäßes, zu erheblichen Dauerschäden führen. Schließlich gibt es noch zahlreiche Fälle, in denen man letztlich nicht genau klären kann, warum die Venenklappen nicht funktionieren oder nicht vorhanden sind.

Die Beschwerden der chronisch venösen Insuffizienz

Aus der fehlenden oder mangelhaften Funktion der Venenklappen der tiefen Venen ergibt sich naturgemäß ein reduzierter Rücktransport des venösen Blutes aus den Beinen. Dies kann sowohl ein, als auch beide Beine betreffen. Durch diese verminderte venöse Drainage kommt es zu einem venösen Blutstau in den Beinen, der sich – entsprechend der Höhe des hydrostatischen Druckes – in der Peripherie immer entsprechend stärker zeigt als an den Oberschenkeln. Durch diesen Stau wird auch die Flüssigkeit zwischen den Zellen und Fasern des Bindegewebes nicht mehr so gut abtransportiert. Es kommt im Gegenteil sogar zum Austritt von Flüssigkeit aus den dünnen Kapillaren in der Peripherie, bedingt durch den hohen Druck.

Bei sehr ausgeprägtem Stau können dabei sogar Zellen, also Blutkörperchen, aus den Gefäßen austreten: Man beobachtet an chronisch gestauten Beinen sehr häufig eine mehr oder weniger intensive Braunfärbung im Bereich der Unterschenkel und Knöchel. Diese wird verursacht durch das oxidierte Eisen aus dem roten Blutfarbstoff. Dort sind rote Blutkörperchen („Erythrozy-

> **!**
> Der venöse Blutstau in den Beinen zeigt sich in der Peripherie immer stärker als an den Oberschenkeln.

ten") durch den hohen Druck aus den dünnen Kapillargefäßen gequetscht worden und zugrunde gegangen. Das Eisen aus dem Hämoglobin, also dem sauerstoffbindenden Blutfarbstoff, wurde teilweise im Bindegewebe und der Haut abgelagert und ist dort oxidiert, was eben eine typische Rostfärbung verursacht.

Durch den Stau an venösem Blut und Gewebswasser wird der gesamte Stoffwechsel der betroffenen Gewebe stark gestört: Gewebsschlacken und Kohlendioxyd können nicht mehr abtransportiert werden, ein vermehrt saures Gewebsmilieu entsteht. Der Sauerstofftransport in das Gewebe wird behindert, langfristig zeigt sich deshalb eine Abnahme der Elastizität des Unterhautgewebes und der Haut selbst. Die Ernährungsstörungen können zum Auftreten von abgestorbenen Arealen, also zu einem „Ulcus" oder mehreren „Ulcera" führen. Die Beschwerden der Patienten, die an einer ausgeprägten chronischen Insuffizienz leiden, sind entsprechend schwer: schwere, müde Beine mit ausgeprägten Schwellungen, die eigentlich sofort auftreten, wenn die Patienten morgens das Bett verlassen. Schmerzen und Bewegungseinschränkungen im Bereich der Knöchel und Unterschenkel, gespannte, dünne oder verhärtete („sklerosierte") Haut, oft mit ausgeprägten Verfärbungen und Ulcusbildung. Gerade diese „Sklerose", also bindegewebige Verhärtung von Haut, Unterhaut und den Muskelhäuten (Faszien), sorgt für eine weitere Zirkulationsstörung und erhebliche Beschwerden.

Die chronisch venöse Insuffizienz tritt in sehr unterschiedlichen Ausprägungen auf: Oft ist nur ein Bein betroffen, in dem nicht alle Venenklappen der tiefen Gefäße (von denen es ja im Unterschenkel auch zahlreiche gibt) befallen sind, oder beide Beine sind nur im Oberschenkelbereich erkrankt, haben aber noch funktionierende Venenklappen im Unterschenkel, oder es sind im Unterschenkel nicht alle Venen befallen. Entsprechend unterschiedlich ausgeprägt sind die Symptome der betroffenen Personen: sie reichen von Spannungsgefühlen und eher leichten

> **!** Die Beschwerden bei der CVI sind unter anderem: schwere, müde Beine, Schmerzen, Bewegungseinschränkungen, gespannte, dünne oder verhärtete Haut.

> **!** Die chronisch venöse Insuffizienz tritt in sehr unterschiedlichen Ausprägungen auf.

Schwellungen unter bestimmten Witterungsbedingungen und bei langem Sitzen bis hin zu stärkster Behinderung.

Oft ist die Insuffizienz der inneren Leitvenen zusätzlich vergesellschaftet mit einer Erkrankung der äußeren Venen, also den äußeren Krampfadern, wodurch das Krankheitsbild und seine Auswirkungen noch deutlich verschlechtert werden.

Die Diagnose der chronisch venösen Insuffizienz

Auch hier ist heute der sorgfältig ausgeführte Ultraschall mit einem farbcodierten Duplex-Gerät die Diagnostik der ersten Wahl, die dann noch durch weitere Untersuchungen ergänzt werden kann. Beim Duplex-Ultraschall kann man schon sehr genaue Auskünfte über das Ausmaß der betroffenen Venen machen und beispielsweise gut differenzieren, ob bestimmte Venengruppen im Unterschenkel im Großen und Ganzen noch einen funktionierenden Klappenbesatz tragen oder nicht.

> Mithilfe des Duplex-Ultraschalls kann man gut die Funktionsfähigkeit der Venenklappen beurteilen.

Sehr präzise Auskünfte gerade über die zahlreichen Unterschenkelvenen liefert die „Phlebografie", also die Injektion eines strahlenundurchlässigen (meist jodhaltigen) Kontrastmittels in eine Zehenvene und die Verfolgung des Weges dieser Injektion unter Durchleuchtung durch das Bein nach oben. Venenklappen können dabei sehr schön dargestellt werden, weil sich in ihnen das schwere Kontrastmittel oft ansammelt. Allerdings ist das Verfahren mit einer Strahlenbelastung und eben der Injektion eines Kontrastmittels verbunden, das bei entsprechend disponierten Personen eine allergische Reaktion auslösen kann. Auch muss man genau überlegen, welchen Nutzen man aus den so gewonnenen zusätzlichen Informationen überhaupt ziehen kann: Es macht in der Therapie der CVI eigentlich keinen Unterschied, wenn der Arzt nun genau weiß, welche der Unterschenkelvenen noch funktionstüchtige Venenklappen tragen und welche nicht.

Sinnvoll ist aber oft noch ein weitere, unblutige Untersuchungsmethode: die „Plethysmografie" oder „Licht-Reflexions-

Plethysmografie": Hierbei wird durch aufblasbare Manschetten das Bein erst gestaut, anschließend der Stau gelöst und gemessen, in welcher Geschwindigkeit sich welches Blutvolumen aus dem Bein in Richtung Körper bewegt. Diese Untersuchung gibt also, im Gegensatz auch zur Duplex-Sonografie und der Phlebografie, eine quantitative Aussage zur Drainagekapazität der betroffenen Extremität. Sie besagt nicht, welche Venen nicht funktionieren, sondern nur, welche Volumina aus dem Bein in welcher Zeitspanne abtransportiert werden können. Diese Feststellung ergibt den eigentlichen Schweregrad der CVI.

Die Behandlung der chronisch venösen Insuffizienz

> **!** Derzeit gibt es noch keine Möglichkeit, fehlende oder defekte Venenklappen zu ersetzen.

Die Behandlung der chronisch venösen Insuffizienz ist eine Behandlung der Symptome. Leider ist es bisher nicht gelungen, Venenklappen in einem Umfang zu ersetzen oder zu reparieren, der über eine experimentelle Anwendung wesentlich hinausgekommen wäre. Natürlich ist es das Ziel der medizinischen Forschung, auch dieses Problem an der Wurzel zu packen und fehlende oder defekte Venenklappen zu ersetzen.

Auch gibt es Versuche, die ausgedehnten Venen durch umhüllende Manschetten aus Kunststoff in ihrem Durchmesser so zu reduzieren, dass sich noch vorhandene Venenklappen wieder in der Mitte des Gefäßes treffen und dieses bei Blutrückstrom suffizient verschließen können. Allerdings sind die Erfolge dieser Bemühungen noch sehr unbeständig, und die Zahl der so behandelten Patienten zu gering, um über den Sinn dieser Verfahren wissenschaftlich fundiert urteilen zu können. Möglicherweise ist die Gefäßchirurgie eines Tages in der Lage, Venenabschnitte mit funktionstüchtigen Venenklappen an die Stelle der funktionslosen Venenschläuche zu setzen, wenn man diese Venenabschnitte aus körpereigenem Gewebe des Patienten herangezüchtet hat.

Das Grundprinzip der Therapie besteht demnach aus einer entstauenden Behandlung. Dem Patienten werden entsprechende komprimierende Kleidungsstücke angepasst, die von einem Unterschenkelstrumpf bis hin zur kompletten Strumpfhose mit Einschluss des gesamten Leibbereichs reichen können – abhängig davon, in welchen Etagen sich die defekten Venenklappen befinden. Dabei sind Kompressionsklassen II und III üblich, das bedeutet eine deutliche Kompression auf das Gewebe (siehe Seite 41). Diese Kompressionskleidung wird von den Patienten konsequent tagsüber getragen und hat den entscheidenden therapeutischen Effekt der Verbesserung des venösen Rückstroms und der Reduktion von Gewebswasser in den abhängigen Körperregionen.

In vielen Fällen genügt tatsächlich ein Unterschenkelkompressionsstrumpf. Die Erfahrung zeigt, dass Oberschenkelstrümpfe von den Patienten oft nur schlecht akzeptiert und dann nicht konsequent genug getragen werden. Allgemein hat sich deshalb bei erfahrenen Ärzten die Meinung durchgesetzt, dass eine tat-

> **!** Die Therapie besteht aus einer entstauenden Behandlung mittels komprimierender Kleidungsstücke.

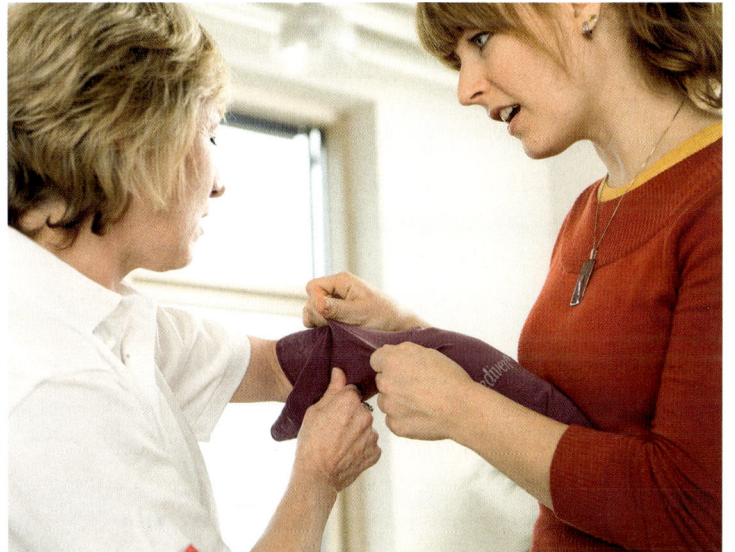

Medizinische Kompressionsstrümpfe werden vom Arzt verordnet, im Sanitätsfachhandel angemessen und nach einer Beratung abgegeben.

sächlich erfolgte Unterschenkelkompression einer nur unregelmäßig getragenen Unter- und Oberschenkelkompression klar vorzuziehen ist.

Liegt komplizierend noch ein Lymphödem vor, so wird man zusätzlich die klassische manuelle Lymphdrainage durch den ausgebildeten Lymphtherapeuten und eventuell noch eine mechanische Lymphdrainage anwenden: Bei der mechanischen oder pneumatischen Lymphdrainage liegen die zu behandelnden Extremitäten in Manschetten in der Form von langen Strümpfen oder Ärmeln, die viele aufblasbare Luftkammern enthalten. Automatisch werden nun diese Kammern so befüllt, dass sich die in der Peripherie der Extremität zuerst aufblasen, dann die weiter zentral gelegenen Schritt für Schritt so, dass eine effektive Massage des Gewebes vom Ende der Extremität zu ihrem Anfang hin entsteht und so Gewebswasser und Blut herzwärts massiert werden. Diese Art der Lymphdrainage ist eine sehr gute Ergänzung – aber kein Ersatz – der manuellen Lymphdrainage vor allem deshalb, weil der Patient sie mithilfe eines Heimgerätes ständig selbst ausführen kann.

Findet sich zusätzlich zur chronisch venösen Insuffizienz eine äußerliche Krampfadererkrankung, sehr oft auch verursacht durch insuffiziente, überlastete Verbindungsvenen (Perforansvenen, siehe Seite 9), so kann eine chirurgische Sanierung dieser zusätzlichen venösen Stauung eine deutliche Verbesserung der Gesamtsituation ergeben.

Liegt schon ein Geschwür (Ulcus) vor, so wird man auch dieses behandeln: wenn das Ulcus unter einer konsequenten entstauenden Therapie und entsprechenden Lokalmaßnahmen mit geeigneten Verbänden nicht abheilt, so wird man heute frühzeitig eine chirurgische Therapie erwägen. Finden sich bei einer Duplex-Sonografie unter dem Ulcus eine oder mehrere defekte Verbindungsvenen – man spricht hier dann von den „Nährvenen" des Ulcus – so wird man zunächst versuchen, diese auszu-

> **!**
> Liegen zusätzlich zur CVI äußerliche Krampfadern vor, kann eine chirurgische Sanierung sinnvoll sein.

schalten. Dies kann entweder mithilfe spezieller Radiowellenkatheter (siehe Seite 65) erfolgen oder gelegentlich auch mittels der Schaumverödung (siehe Seite 44).

Zunehmend selten wird heute noch das in den 1980er-Jahren sehr populäre endoskopische Vorgehen angewandt: Dabei wird ein starres Endoskop von einer weit körperwärts gelegenen Stelle des Unterschenkels unter der Muskelhautschicht bis unter das Ulcus geführt. Dort werden dann die Nährvenen durchtrennt und mit Clips verschlossen. Dieses Verfahren (ESPD = endoskopische subfasziale Perforansdissektion) ist relativ kompliziert und kann zu deutlichen Gewebstraumen führen, hat aber auch sehr viele Ulcuspatienten dauerhaft geheilt.

Zusätzlich, manchmal aber sogar erfolgreich ohne Nährvenendurchtrennung angewandt, werden die chronischen Beingeschwüre operativ einem „Shaving" unterzogen: Dabei nimmt der Chirurg mithilfe eines motorgetriebenen „Hauthobels" (Dermatom) feine Schichten der Ulcusoberfläche ab, er „frischt das Gewebe an". Dies tut er so lange, bis die Wundfläche durch deutliche Blutung zeigt, dass er sich in einer Tiefe befindet, in der sich reichlich funktionierendes Kapillargeflecht befindet. Im Gegensatz dazu ist die Ulcusoberfläche sehr schlecht mit Blutgefäßen versorgt. Auf dieses gut durchblutete Gewebe kann der Arzt nun in derselben, meist sogar nur sehr kurzen, operativen Sitzung Eigenhaut des Patienten von einer anderen Körperstelle verpflanzen. Dazu nimmt man meist Haut vom Oberschenkel oder Gesäß, die wiederum mit dem Hauthobel in einer dünnen Schicht abgetragen wird: Man nennt dieses Transplantat, das nicht alle Hautschichten enthält, deshalb „Spalthaut". Diese Spalthaut wird schließlich noch mittels einer Messerwalze so mit vielen gleichmäßigen Einschnitten versehen, dass aus ihr ein dehnbares Netz entsteht (das man „Meshgraft" nennt). Dieses Netz bedeckt nicht nur eine deutlich größere Fläche, als es das nicht eingeschnittene Transplantat getan hätte, sondern es heilt auch sehr

> Zusätzlich werden die chronischen Beingeschwüre operativ einem „Shaving" unterzogen – eine simple und wenig belastende Operation.

viel besser auf dem Empfängergrund an, weil es der Kapillareinsprossung mehr Fläche bietet und darüber hinaus „Saftspalten" für den ungehinderten Abfluss von Wundsekret hat. Dieses Netztransplantat wird nun vom Chirurgen auf die „angefrischte" Oberfläche des Ulcus gelegt und dort fixiert. Ein Kompressionsverband hält es in Position, und nach einigen Tagen zeigt sich, ob die verpflanzte Haut auf dem Ulcus überlebt und dieses bedecken wird.

Der Operationsvorgang ist verhältnismäßig simpel und für den Patienten sehr wenig belastend, weshalb er nötigenfalls auch mehrfach wiederholt werden kann. Da sich die Entnahmestellen der Spalthaut an gut durchbluteten körpernahen Stellen befinden und eben nicht alle Hautschichten entnommen werden, heilen sie stets unproblematisch ab.

WICHTIGE INFORMATIONEN

Was kann ich vorbeugend tun, wenn in meiner Familie gehäuft Venenkrankheiten auftreten oder ich zu einer beruflichen Risikogruppe (zum Beispiel im Beruf viel stehen müssen) gehöre? Welche Kosten übernimmt die Krankenkasse überhaupt noch? Diese und weitere Fragen werden im folgenden Kapitel beantwortet.

Die Behandlungskosten

Selbstverständlich ist für den Patienten auch von großem Interesse, welche Kosten durch die einzelnen Behandlungen entstehen und ob diese von der Krankenversicherung übernommen werden. Dazu lässt sich ganz allgemein das Folgende sagen:

Die Varikosis, also *Krampfadernerkrankung* der Venenstämme und der Verbindungsvenen, sind eine Erkrankung im Sinne des Sozialgesetzbuches, und somit muss ihre Behandlung von der jeweiligen Versicherung übernommen werden. Dabei ist es zunächst einmal gleichgültig, ob es sich um eine gesetzliche oder private Versicherung handelt. Wenn es sich bei der *Erkrankung sogenannter Seitenäste* um ein Problem handelt, das vernünftig nachvollziehbar Schmerzen oder Schwellungen verursacht, so gilt dasselbe.

Alle anderen erweiterten Venen, insbesondere *Besenreiser*, werden als kosmetische Störung betrachtet und sind daher nie Gegenstand einer Kostenerstattung durch eine Krankenversicherung – egal, ob gesetzlich oder privat.

Der behandelnde Arzt ist allerdings nur verpflichtet – ja es ist ihm sogar nur erlaubt –, die wirklich medizinische notwendige Behandlung auszuführen, und nicht mehr. Diese Behandlung muss der Arzt auch unter Berücksichtigung der Wirtschaftlichkeit durchführen, soweit diese nicht medizinische Notwendigkeiten behindert. Das heißt konkret bei einem Patienten mit ausgedehnten Krampfadern der Stamm- und Seitenastvenen und Besenreisern: Der Chirurg wird nur die erkrankten Stammvenen zulasten der jeweiligen Krankenversicherung behandeln. Wünscht der Patient aber – verständlicherweise – auch eine Beseitigung der kosmetisch störenden Seitenäste und Besenreiser, ist der Arzt zwingend verpflichtet, diese Behandlung dem Patienten selbst in Rechnung zu stellen. Diese Regelung mag auf den ersten Blick aus der Versichertensicht als schrecklich ungerecht empfunden werden – sie ist es aber objektiv betrachtet nicht: Die Aufgabe einer solidarisch finanzierten Krankenversicherung soll es sein, jedem Versicherten die notwendige Therapie zu ermöglichen, die er zur Erlangung seiner körperlichen und seelischen Gesundung benötigt. Es darf aber vernünftigerweise nicht Aufgabe einer Krankenversicherung sein, kosmetische Verbesserungen zu bezahlen. Würde sie dies auch noch leisten müssen, so wären die ohnehin schon sehr hohen Beiträge sicherlich völlig unerschwinglich und würden das ganze Versicherungssystem konterkarieren.

> **!** Krankenkassen zahlen keine kosmetischen Behandlungen.

Da die Behandlung der Patienten zusätzlich dem Gebot einer gewissen Wirtschaftlichkeit unterliegt, ist die Krankenversicherung verpflichtet, die notwendige Behandlung zu bezahlen, die zum Ziel führt – zum Beispiel die Beseitigung erkrankter Venenstämme. Das heißt aber auch, dass die Versicherung deshalb noch lange nicht dazu verpflichtet ist, Methoden zu bezahlen, die dasselbe Ziel vielleicht viel eleganter erreichen, aber letztlich nur ein identisches Ergebnis erzielen, nämlich die Beseitigung der genannten Venen. Konkret bedeutet das, dass Versicherungen beispielsweise nicht dazu verpflichtet sind, moderne minimalinvasive Verfahren, wie die Radiowelle oder die endoskopische Stammvenenentfernung, zu übernehmen. Unbestritten haben diese Verfahren viele Vorteile für den Patienten, diese liegen aber überwiegend auf dem Gebiet der Ästhetik und der Bequemlichkeit nach der Operation: Für beides sind die Versicherungen jedoch nicht zuständig. Zum heutigen Zeitpunkt werden in Deutschland und Österreich zum Beispiel die moderne Radiowellen-Kathetermethode und die endoskopische Variante der Stammvenenentfernung von den gesetzlichen Kassen nicht übernommen.

Anders stellt es sich derzeit bei den privaten Versicherungen dar: Diese übernehmen (wenigstens in Deutschland) meist bereitwillig diese Verfahren, wobei sich die Mehrkosten gegenüber einer konventionellen Operation überwiegend auf die Sach-

> **!** Für die Behandlung des Lipödems gelten neue „Leitlinien".

kosten für die Katheter oder endoskopischen Entnahmesets belaufen.

Einen besonderen Fall stellt die *Behandlung des Lipödems* dar: Bisher galt die dabei durchgeführte Behandlung praktisch ausschließlich als kosmetisch indiziert und wurde prinzipiell von keiner Versicherung übernommen. Nun gibt es seit dem Herbst 2009 eine Therapieempfehlung der Deutschen Gesellschaft für Phlebologie zu diesem Krankheitsbild, eine sogenannte „Leitlinie". Da diese nun eine spezielle Form der Fettabsaugung als wirksame Ursachenbehandlung empfiehlt, ist abzuwarten, wie die Versicherungen reagieren: Es scheint in jedem Fall lohnend, sich mit einem Kostenvoranschlag des Chirurgen an die Versicherung zu wenden und dabei konkret auf diese Therapieempfehlung zu verweisen.

Orientierungshilfe über die Behandlungskosten

Wie wir gesehen haben, werden viele Behandlungen nicht von den Versicherungen übernommen. Obwohl ärztliche Behandlungen in Deutschland immer an die Gebührenordnung für Ärzte (kurz GOÄ genannt) gebunden sind, unterliegen die kosmetisch bedingten Therapien doch mehr oder weniger insofern einer freien Preisgestaltung, als Patient und Arzt für die Behandlung eine Honorarvereinbarung treffen, die sich letztlich schlicht an den „Marktpreisen" orientiert. Es ist zwar nicht möglich, hier genaue Angaben zu den Preisen zu machen, weil sie eben frei gestaltet werden können, aber wir können in etwa eine Größenordnung zu bestimmten Therapien nennen, an der man sich grob orientieren kann.

BEHANDLUNGSFORM	ANZAHL DER BEHANDELTEN EXTREMITÄT	DURCHSCHNITTLICHER PREIS
Radiowellen-Katheterbehandlung inkl. Betäubung (lokal und Begleitung durch den Anästhesisten oder eventuell Vollnarkose, je nach Wunsch)	ein Bein (z. B. vordere und gegebenenfalls hintere Stammvene)	2000,- €
Radiowellen-Katheterbehandlung inkl. Betäubung (lokal und Begleitung durch den Anästhesisten oder eventuell Vollnarkose, je nach Wunsch)	beide Beine (z. B. vordere und gegebenenfalls hintere Stammvene)	2500,- €
Endoskopische Stammvenenentnahme inkl. Betäubung (wie oben)	ein Bein	2000,- €
Endoskopische Stammvenenentnahme inkl. Betäubung (wie oben)	beide Beine	2500,- €
Verödung mittels Schaum oder anderem Verödungsmittel	ein oder beide Beine	pro Sitzung: 45,- bis 75,- €
Laserbehandlung	beide Beine	pro Sitzung: 140,- bis 180,- €
Chirurgische Seitenastentfernung inkl. Betäubung	ein Bein	pro Sitzung: 300,- bis 900,- €
Liposuktion (Fettabsaugung) des Lipödems in Nasstechnik (evtl. zzgl. Narkose)	beide Unterschenkel	4000,- €
Liposuktion (Fettabsaugung) des Lipödems in Nasstechnik (evtl. zzgl. Narkose)	beide Unter- und Oberschenkel	6000,- €

So bleiben Ihre Beine venengesund

Wenn in Ihrer Familie gehäuft Venenkrankheiten auftreten oder Sie einer beruflichen Risikogruppe (zum Beispiel im Beruf viel stehen müssen) zugehören, sollten Sie vorbeugend etwas gegen die Bildung von Krampfadern tun. Die Ratschläge sind zahlreich, in den wenigsten Fällen aber liegen dazu wissenschaftlich belastbare Erkenntnisse aufgrund von Studien vor, sodass viele dieser Empfehlungen einfach durch mündliche und schriftliche Weitergabe überlebt und sich verselbständigt haben, ohne jemals kritisch überprüft worden zu sein.

Gerade zu Beginn einer Venenerkrankung können die Beschwerden uncharakteristisch sein. Symptome können sein:
- Häufig beginnt es mit müden, schweren Beinen, Kribbeln, Brennen oder einem Spannungs- oder Schweregefühl. Heiße Füße, häufiger Juckreiz und das Gefühl, ständig die Füße bewegen zu müssen, können erste Anzeichen sein. Schwellungen der Füße, der Knöchel oder des ganzen Beines können auf ein fortgeschrittenes Stadium hindeuten. Außerdem kann es zu nächtlichen Fuß- und Wadenkrämpfen kommen.
- Dauerhafte Veränderungen an der Haut der Füße und Unterschenkel (härtere Hautpartien, bräunliche oder weiße Farbveränderungen) oder gar „offene Beine" sprechen für ein fortgeschrittenes Stadium.
- Die Beschwerden nehmen eher nach längerem Sitzen und gegen Abend zu, verbessern sich jedoch nach längerem Gehen. Beschwerden durch Störungen des Blutflusses in den Arterien würden sich eher in Ruhe bessern und beim Laufen stärker werden.

Im Folgenden sollen einige der Hinweise betrachtet werden, die wenigstens aufgrund unserer derzeitigen Kenntnisse der Anatomie und Funktionsweise des Venensystems logisch nachvollziehbar erscheinen. Prinzipiell gelten diese Hinweise für alle Menschen, betreffen aber naturgemäß besonders jene, bei denen aufgrund einer familiären Disposition mit einer höheren Wahrscheinlichkeit eines Venenleidens zu rechnen ist.

... mit dem richtigen Körpergewicht

Obwohl Krampfadern bei Patienten jeden Körpergewichtes und mit jedem Body-Mass-Index auftreten, stellt deutliches Übergewicht sicherlich eine erhebliche Belastung für das System der tiefen und oberflächlichen Venen dar, zumal es oft mit Bewegungsarmut einhergeht.

> **!** Bei Übergewichtigen kommt es eher zu tiefen Beinvenenthrombosen.

Mittlerweile weiß man, dass etwa das Auftreten von tiefen Beinvenenthrombosen – sowohl der „spontanen" Formen als auch beispielsweise nach Operationen – in der Gruppe der Übergewichtigen deutlich häufiger ist. Nicht nur das Auftreten oberflächlicher Varizen, sondern gerade auch die unzureichende Funktion des so wichtigen tiefen Venensystems ist ebenfalls signifikant vermehrt in der Gruppe der Menschen zu finden, deren Körpergewicht deutlich zu hoch in Proportion zu ihrer Größe ist. Gerade Patienten, die bereits an den Folgen einer solchen tiefen Venenschwäche oder gar bereits an einem „Ulcus cruris" (dem offenen Fuß) leiden, sollten versuchen, einen normalen Body-Mass-Index zu erreichen, um die Symptome zu lindern: Dies ist natürlich nur eine flankierende Maßnahme, das Hauptproblem des verminderten venösen Rückstroms kann so einfach nicht gelöst werden.

Der Body-Mass-Index (BMI) ist das Maß der Relation von Körpergröße zu Gewicht und errechnet sich wie folgt:

$$\frac{\text{Körpergewicht in Kilogramm}}{\text{Körperlänge in Metern zum Quadrat}} = \text{BMI}$$

Wiegt zum Beispiel eine junge Frau 60 kg und ist 1,60 m groß, berechnet sich ihr BMI: 60 : (1,60 x 1,60) = 60 : 2,56 = 23,4 kg/m^2 (= BMI). Ein normaler BMI, der aber geringfügigen Schwankungen in den verschiedenen Altersklassen und Geschlechtern unterliegt, liegt bei etwa 20 bis 25.

... durch ausreichende Bewegung

Ein ganz entscheidender Faktor bei der Bewältigung des großen hydrostatischen Gefälles von den Fußsohlen bis zum Herzen durch das venöse Blut ist die sogenannte Muskelpumpe (siehe Seite 36). Das bedeutet, dass die Wadenmuskulatur (und etwas weniger auch andere Strukturen wie bestimmte Muskelhäute und die Oberschenkelmuskulatur) bei ihrer Kontraktion die Venen „auspressen". Durch (funktionierende) Venenklappen, die den Blutstrom in den Gefäßen nur in Richtung Herz zulassen, wird so die venöse Fracht ganz beträchtlich dorthin transportiert (siehe „Die Aufgaben der Venen").

Diese Muskelpumpe wird jedoch nur bei Beugung und Streckung des Fußes in den Sprunggelenken und des Beins in Knie- und Hüftgelenk betätigt. Das heißt, bei stillem, unbeweglichem Sitzen oder Stehen liegt zwar ein hoher hydrostatischer Druck in den Venen vor, weil das Gefälle zwischen der Pumpstation Herz und den letzten Venen in den Fußsohlen sehr groß ist, aber die Muskelpumpe wird praktisch nicht betätigt. Das bedeutet, dass unsere Konstruktion als aufrecht gehende Menschen zur vollen Funktionstüchtigkeit mehr oder weniger ständiger Bewegung bedarf. Dies ist aber mit unserem „zivilisierten" Lebensstil in Industrieländern und den damit verbundenen Arbeitsprozessen in der Regel nicht ideal vereinbar: Wir sitzen oder stehen die meiste Zeit unserer Arbeitstage, es sei denn, wir arbeiten in körperlich aktiven Berufen.

Das heißt aber auch, dass das venöse Blut sich stundenlang in den tiefer gelegenen Partien unseres Körpers ansammeln kann,

> **!** Beim Sitzen oder Stehen wird die Muskelpumpe nicht betätigt.

ohne von einer aktiven Muskelpumpe wieder in Richtung Herz bewegt zu werden: Viele – selbst scheinbar völlig Venengesunde – klagen über dicke, „angelaufene" Beine am Ende eines langen Arbeitstages. Zusammen mit dem Umstand, dass die Zahl der Venenklappen mit dem steigenden Lebensalter kontinuierlich abnimmt, das Körpergewicht aber dazu neigt, sich in umgekehrter Richtung zu entwickeln, verstärkt sich dieses Symptom im Laufe eines Berufslebens immer mehr. Wir kennen dieses Problem der venösen Stauung in den Beinen auch aus der Reisemedizin, wo es wesentlich zum viel zitierten „Economy-Class-Syndrom" beiträgt, also der Entwicklung von tiefen Beinvenenthrombosen durch das lange unbewegliche Sitzen in engen Sitzen (s. u.).

Wenn wir also schon dem Ideal des sich ständig bewegenden Menschen durch unsere Lebensweise nicht nahekommen können, so sollten wir wenigstens die Phasen langen Sitzens und Stehens durch regelmäßige Bewegungsphasen, in denen die Beinmuskeln betätigt werden, unterbrechen. Dazu ist auch keine besonders ausgeprägte Beinmuskulatur nötig, sondern es genügt die normale Bemuskelung des nicht bettlägerigen Menschen. Wünschenswert wäre es, wenn wir wenigstens alle halbe Stunde für einige Minuten stramm gehen würden. Die alternativ empfohlenen Übungen der aktiven, forcierten Fußbeugung und Streckung sind dafür zwar kein vollwertiger Ersatz, sollten aber den venösen Rückstrom – bei entsprechend beherzter Ausführung – zumindest fördern.

Wenn Sie ständig sehr lange sitzen oder stehen müssen und dabei bereits Probleme mit sichtbaren Krampfadern oder geschwollenen Beinen haben, sollten Sie während der Arbeitszeit Kompressionsstrümpfe tragen: In sehr leichten Fällen bringen bereits qualitativ hochwertige „Stützstrümpfe" eine Verbesserung – also Strümpfe, die zwar nicht nach den Maßgaben der Kompressionsklasseneinteilung hergestellt sind (siehe „Die Behandlung der Krampfadern *ohne* chirurgischen Eingriff"), aber

> **!** Phasen des langen Sitzens oder Stehens sollten durch Bewegungsphasen unterbrochen werden.

> ⚠ Bei sichtbaren Krampfadern oder geschwollenen Beinen sollten Sie vorbeugend „Stützstrümpfe" bzw. Kompressionsstrümpfe tragen.

durch eine erhöhte Elastizität einen leichten Druck auf die Hautgefäße ausüben. In allen anderen Fällen sind medizinische Kompressionsstrümpfe der Klasse I angezeigt (in Fällen mit bereits vorhandenen manifesten Klappenschäden der oberflächlichen oder tiefen Stammgefäße natürlich Strümpfe höherer Kompressionsklassen). In der Regel genügen dabei Unterschenkelkompressionsstrümpfe, die zwar nicht die ideale Kompression bis zur Leiste aufweisen, aber einen vernünftigen, alltagstauglichen Kompromiss darstellen.

... mit den richtigen Schuhen

Wie eben beschrieben, stellt die Muskelpumpe speziell der Wadenmuskulatur das Rückgrat des venösen Rückstroms aus den Beinen dar. Zu deren Funktion ist es erforderlich, dass die Muskeln im Wechsel möglichst maximal entspannt und gespannt werden, was am natürlichsten bei der Gehbewegung mit dem abschließenden halben Zehenstand und dem Abrollen und Abstoßen des Vorfußes erfolgt. Wenn Sie Schuhe mit hohen Absätzen tragen, kann Ihr Fuß in den Sprunggelenken nicht in die natürliche Ruheposition mit entspannter Wadenmuskulatur – nämlich der 90-Grad-Stellung im oberen Sprunggelenk – zurückkehren, sondern verharrt ständig mehr oder weniger in einer Art Zehenstand – abhängig von der Höhe des Hackens.

> ⚠ Bei spürbarer Klappenschwäche der tiefen Beinvenen sollten Sie keine High Heels tragen.

Für die Gehbewegung bei extremen Ausführungen hochhackiger Schuhe werden zwar vermehrt Knie- und Hüftgelenk gebeugt, jedoch wird ein Teil der Bewegung im Sprunggelenk ebenso verhindert wie eine effiziente Kontraktion der Wadenmuskulatur nach vorhergehender Entspannung der Muskeln. Dies führt zu einer deutlichen Reduktion der Funktion der wichtigen Muskelpumpe. Es wäre natürlich zu einfach – außerdem modisch nicht durchzusetzen und teilweise durchaus schade – höhere Schuhe nun pauschal zu verurteilen, aber es gibt Situationen, in denen vom Tragen derselben über längere Zeiträume abzuraten ist: Wenn bei Ihnen beispielsweise bereits eine spürbare Klappenschwäche der tiefen Venen vorliegt.

Alle genannten Maßnahmen können – wohlgemerkt – weder oberflächliche, noch tiefe Krampfadern heilen oder wenigstens optisch wesentlich verbessern: Sie dienen zum einen der Vorbeugung und zum anderen der Linderung von Begleiterscheinungen, wie geschwollenen Unterschenkeln.

> **!** Viele Maßnahmen dienen nur der Linderung von Begleiterscheinungen.

... bei Flugreisen

Die Fortbewegung mit dem Flugzeug gehört heute so zur Normalität wie ehemals das Fahren mit dem Zug. Entsprechend der wachsenden riesigen Anzahl an Flugpassagieren, die auch beileibe nicht alle jung und gesund sind, treten immer mehr medizinische Probleme im Zusammenhang mit Flugreisen auf. Dementsprechend war das Schlagwort vom „Economy-Class-Syndrom" in den letzten Jahren oft in den Medien zu vernehmen. Grund genug, sich die Zusammenhänge zwischen Flugreisen und Venenerkrankungen einmal genauer anzusehen.

Während der Reise in einem Flugzeug sind wir mehreren Veränderungen gegenüber unserem normalen Alltag ausgesetzt – stark abhängig vor allem von der Länge der Flugreise:

- Verminderter Kabinendruck im Gegensatz zu dem im Flachland üblichen Luftdruck,
- unbewegliche, starre Sitzhaltung und oft
- verhältnismäßig zu geringe Flüssigkeitszufuhr.

> **!** Das Schlagwort der letzten Jahre: „Economy-Class-Syndrom"

All diese Faktoren nehmen Einfluss auf den venösen Blutstrom in den Beinen, und es kann zu verschiedenen, zum Teil schwerwiegenden Störungen kommen.

Der Luftdruck in der Kabine einer auf Reiseflughöhe fliegenden Maschine ist geringfügig niedriger als im mitteleuropäischen Flachland. Er entspricht etwa dem Luftruck in einer Höhe von maximal 2500 Metern über dem Meeresspiegel. Diese Meeres-

> **!** Ohne Kontraktion vor allem der Wadenmuskeln kommt es zum venösen Blutstau.

höhe wird auch von älteren oder besonders empfindlichen und sogar herzschwachen Menschen meist ohne besondere Einschränkungen vertragen, weshalb der Luftdruck als Auslöser von Krankheiten während eines Fluges an sich weitgehend zu vernachlässigen ist. Der verminderte Luftdruck spielt bestenfalls als Begleitfaktor eine geringe Rolle und wird allgemein überbewertet, wenngleich sich die Wissenschaft über den Einfluss dieses Umstandes noch nicht ganz einig ist.

Der entscheidende Faktor ist das mehrstündige beengte, bewegungslose Sitzen. Erinnern wir uns einmal an die Pumpfunktion der Beinmuskulatur für das tiefe Venensystem (siehe „Die Aufgaben der Venen"): Wesentlich für einen effizienten Rückstrom des Blutes aus der unteren Extremität zum Herzen in aufrechter Haltung ist die Betätigung der „Muskelpumpe", also die Kontraktion vor allem der Wadenmuskeln. Entfällt diese Muskelpumpe durch Unbeweglichkeit, wie langes stilles Sitzen, kommt es zu einem venösen Stau in den Beinen. Begünstigt wird dieser Stau noch durch die angewinkelte Haltung in Knie und Hüfte, wodurch die weichen venösen Gefäße komprimiert werden und der Rückstrom noch weiter eingeschränkt wird. Der Blutstrom verlangsamt sich maximal, in einzelnen Gefäßgruppen kommt er sogar für längere Zeit komplett zum Erliegen. Blut aber, das sich nicht mehr bewegt sondern steht, neigt dazu zu gerinnen. Dazu kommt, dass durch das lange starke Abwinkeln der Knie eine mehr oder weniger starke Schädigung gerade der Kniekehlenvene (genauer deren Innenhaut) auftreten kann. Das heißt, durch den verminderten Blutstrom und die Schädigung der Gefäßinnenhaut kann es zur Bildung von Gerinnseln in den Venen kommen, also zur Thrombose (siehe „Thrombosen"). Diese Thrombosen treten zunächst meist in den Unterschenkelvenen auf, können jedoch – insbesondere bei längerem Bestehen – auch bis in den Oberschenkel- oder Beckenvenenbereich wachsen.

Gerade diese Venengerinnsel in den höheren Abschnitten des venösen Gefäßsystems neigen besonders dazu, sich ganz oder teilweise abzulösen und mit dem Blut in Richtung Herz geschwemmt zu werden. Dort werden die Blutgerinnsel durch die rechte Vor- und Herzkammer weiter in die Blutstrombahn der Lunge geschwemmt, wo sie – je nach Größe des Gerinnsels – kleinere oder größere Lungenarterien verstopfen, also eine Embolie auslösen. Werden große Gefäße von den „Embolie" genannten Gerinnseln (Einzahl „Embolus") verstopft, kann der Lungenkreislauf und in der Folge der gesamte Blutkreislauf schlagartig zum Erliegen kommen – der Patient verstirbt.

Was also unter dem ungenauen Begriff des „Economy-Class-Syndroms" durch die Medien geistert, meint die Entstehung von Thrombosen und eventuell auch dadurch ausgelöste Embolien durch stundenlanges, beengtes Sitzen, was nicht nur für Flugreisen, sondern in ähnlicher Form auch für sehr lange Autofahrten oder Busreisen gilt. Zum Glück endet nicht jede Embolie tödlich, dennoch handelt es sich um einen ernsten, potenziell immer lebensbedrohenden Notfall. Dieser Notfall bedarf der sofortigen intensivmedizinischen Behandlung, die meist schon von einem erfahrenen Notarzt außerhalb des Krankenhauses im Rettungswagen oder Hubschrauber begonnen wird: nötig sind Sauerstoffzufuhr, Beruhigungs- und Schmerzmittel, gerinnungshemmende Medikamente, Infusion und in schweren Fällen auch künstliche Beatmung mit erhöhtem Druck bis hin zum kompletten Programm einer Herz-Lungen-Wiederbelebung.

Natürlich kann in einem Passagierflugzeug diese intensivmedizinische Hilfe selbst dann nicht im selben Maße gewährleistet werden wie auf dem Boden, wenn sich zufällig wirklich ein entsprechend notfallmedizinisch versierter Arzt an Bord befinden sollte: Weder steht die nötige Ausrüstung zur Verfügung, noch kann die Behandlung von einer Person alleine ausreichend vorgenommen werden.

> **!**
> Nicht jede Embolie endet tödlich, sie ist aber ein ernster, potenziell lebensbedrohender Notfall.

> **!**
> Sind Flugreisen also verboten? Nein, wenn Sie einige Regeln beachten.

Wegen der großen Gefährlichkeit der Thrombosen und Embolien an sich und des Umstandes, dass eine intensivmedizinische Behandlung in einem Ferienflieger 10.000 Meter über dem Meer nicht im notwendigen Maße durchgeführt werden kann, müssen wir konsequent alle vermeidbaren Risiken ausschalten und entsprechende Vorsorge treffen. Nicht alle Personen sind gleichermaßen vom Risiko eines „Economy-Class-Syndroms" bedroht.

Besonders gefährdet sind
- Menschen mit einer bereits bestehenden Thrombose. Viele Personen tragen unbemerkt oder noch nicht ärztlich diagnostiziert eine Unterschenkelvenenthrombose mit sich. Andere Patienten wiederum kennen ihre Diagnose und brechen notwendige Therapien ab oder reisen trotzdem gegen den ärztlichen Rat;
- Patienten mit einer oder womöglich mehreren Thrombosen oder gar Embolien in ihrer persönlichen Vorgeschichte, da sie aus verschiedenen Gründen zu einer vermehrten Bildung von Blutgerinnseln neigen;
- Personen mit einer bekannten vermehrten Gerinnbarkeit des Blutes oder mit Krebserkrankungen, denn letztere können auch zu einer vermehrten Gerinnselbildung führen;
- Stark übergewichtige Personen;
- Menschen mit ausgeprägten Krampfadern;
- Patienten, die sich kurz vor dem Flug einer Operation unterzogen haben, insbesondere nach größeren Eingriffen an der unteren Extremität oder im Bauchraum;
- Starke Raucher;
- Frauen unter Hormonbehandlung.

Wenn bei Ihnen eine oder gar mehrere dieser Risiken zutreffen, sollten Sie unbedingt vor einer geplanten Flugreise von mehr als zwei Stunden Dauer Ihren Arzt aufsuchen und über mögliche vorbeugende Maßnahmen (Prophylaxe) sprechen. Oder Sie müssen den Flug vermeiden oder so lange verschieben, bis beispielsweise eine bekannte Thrombose ausgeheilt oder ein Eingriff an der Hüfte lange genug vorüber ist.

> **!** Wenn Sie zur Risikogruppe zählen, sollten Sie vor dem Flug Ihren Arzt aufsuchen.

Als medizinische Prophylaxe wird man in der Regel den gefährdeten Personen empfehlen:
- Die Injektion eines individuell geeigneten (das heißt zum Beispiel ein an Gewicht und individuelles Risikoprofil angepasstes) Heparinpräparats unmittelbar vor dem Flug sowie
- das Tragen geeigneter Kompressionsstrümpfe, also medizinische Kompressionsstrümpfe der Kompressionsklasse II, wie man sie auf Verordnung im Sanitätshaus oder der Apotheke bekommt. Nicht gemeint ist das Tragen der venös wirkungslosen kosmetischen „Stützstrümpfe".

Ungeeignet zur Vermeidung von venösen Thrombosen auch in dieser Situation ist die Einnahme von „Aspirin" oder anderen Acetylsalicylsäure-Präparaten: Diese Substanz wirkt zwar im arteriellen Berech des Blutkreislaufes erwiesenermaßen gut als Vorbeugung gegen Gerinnsel und wird deshalb routinemäßig als Prophylaxe des Herzinfarktes oder Schlaganfalles verordnet. Sie hat aber praktisch keine Wirkung im langsam fließenden venösen Blut und ist als Vorbeugung gegen Thrombosen völlig ungeeignet.

Zusätzlich zu diesen medizinischen Maßnahmen wird man folgende Verhaltensmaßnahmen empfehlen, die man jedem erwachsenen Flugreisenden ans Herz legen kann:
- Während der Reise sollten Sie immer wieder aufstehen und für mindestens zehn Minuten im Gang auf- und abgehen: Dadurch wird die Muskelpumpe der Waden aktiviert und das venöse Blut effizient zum Herzen zurückgepumpt.

- Trinken Sie ausreichend viel nichtalkoholische Flüssigkeit, am besten Wasser oder Säfte, hierdurch wird eine übermäßige Eindickung des Blutes vermieden, die wiederum eine vermehrte Gerinnbarkeit zur Folge hätte. Alkoholische und stark koffeinhaltige Getränke führen nicht zur gleichen Flüssigkeitsbilanz und somit dem gleichen Verdünnungseffekt wie etwa Wasser, weil Alkohol und Koffein die Nierenfiltration so beschleunigen, dass ein großer Teil des zugeführten Flüssigkeitsvolumens gleich wieder ausgeschieden wird.
- Bewegen Sie im Sitzen alle halbe Stunde fünf Minuten lang intensiv die Fußspitzen so auf und ab, dass die Wadenmuskulatur angespannt wird. Dabei mit dem Vorfuß kräftig gegen den Boden stemmen, um bewusst die Waden zu betätigen.

Bei entsprechender Beachtung der Vorsorgemaßnahmen ist das Auftreten einer akuten Thrombose oder Embolie während eines Fluges sehr unwahrscheinlich.

... während der Schwangerschaft

Bei einer Schwangerschaft kommt es durch die Gewichtszunahme, durch eine gewisse Kompression der Beckenvenen und durch die hormonelle Situation zu einer Zunahme der Belastung der Beinvenen. Dadurch verstärken sich vorhandene Krampfadern oder es treten bei entsprechender Disposition neue auf. Da viele Schwangerschaften heute geplant sind, kann man allgemein den Rat geben, eine bereits bestehende Krampfadernerkrankung vorher zu behandeln, um während der Schwangerschaft – wobei sich die Gabe vieler Medikamente und Operationen an den Venen ja verbieten – Komplikationen aus diesen, wie Venenentzündungen und Thrombosen, möglichst zu vermeiden.

Wenn Sie im Zustand der Krampfadernerkrankung schwanger werden, so empfiehlt sich in jedem Fall eine konsequente Kompressionstherapie mittels geeigneter medizinischer Kompressi-

> **!** Während der Schwangerschaft empfehlen sich bei Krampfadern Kompressionsstrümpfe.

onsstrümpfe der Klasse II (siehe Seite 41), um einerseits eine Ausdehnung der Krampfadern, zum anderen aber vor allem die Bildung oben genannter Komplikationen zu vermeiden.

In einigen extremen Situationen, wie starkem Übergewicht und gleichzeitiger starken Krampfadern, wird man zusätzlich zur Kompressionstherapie manchmal zur täglichen Gabe eines Heparinpräparates als Injektion greifen müssen: Dieses Präparat wird nicht auf das Ungeborene übertragen und schadet daher nicht.

Kommt es zu Komplikationen der Krampfadern, wie einer Venenentzündung oder Thrombose, so müssen diese unter Rücksichtnahme auf den Stand der Entwicklung des Neugeborenen ebenfalls behandelt werden. Auch hier kommt bei beiden Krankheitsbildern der Heparingabe eine entscheidende Bedeutung zu. Eine ausgedehnte Venenentzündung wird man zusätzlich eventuell in örtlicher Betäubung operieren: Die betroffene oberflächliche Vene wird eröffnet und das geronnene Blut entfernt. Leichtere Formen von Venenentzündungen kann man mittels kühlender Umschläge und entsprechenden Salben, deren Wirkstoffe nicht an Ungeborene übergehen, behandeln.

> **!**
> Eine ausgedehnte Venenentzündung muss eventuell in örtlicher Betäubung operiert werden.

„Lebensregeln" – und was man davon halten kann

Darüber hinaus gibt es noch eine ganze Reihe „Lebensregeln", die man glaubt beachten zu müssen, um die Entstehung oder Verschlimmerung von Venenleiden zu vermeiden. Diese Regeln sind noch nie wissenschaftlich hinterfragt und in Studien untersucht worden, was ihre Wertigkeit sicher stark einschränkt. Bestimmt sind Ihnen diese Lebensregeln auch schon einmal untergekommen:

„Nie die Beine übereinanderschlagen"

Es ist unbestritten, dass das Verschränken der Beine beim Übereinanderschlagen zu einer Reduktion des Blutflusses im oben liegenden Bein durch den Druck des anderen Beins auf die großen Gefäßstämme verursachen kann. Jeder kennt das „Einschlafen" eines Beins, wenn es lange im Sitzen über das andere gelegt wurde, was auf eine relative arterielle Unterversorgung in diesem Moment hinweist. Es ist allerdings stark zu bezweifeln, dass diese Sitzhaltung die Bildung von Krampfadern fördert, zumal sie ja nicht über viele Stunden unbeweglich eingenommen wird.

„Keine engen Hosen tragen"

Es besteht kein erkennbarer Zusammenhang zwischen dem venösen Rückstrom und dem Tragen enger Hosen. Somit ist ein Einfluss auf die Entstehung oder Verschlechterung von Krampfadern nicht logisch anzunehmen.

„Jeden Morgen kalt duschen"

Diese Maßnahme wirkt sicher – insbesondere im Wechsel mit heißen Duschen – lokal durchblutungsfördernd auf die Haut, belebt allgemein und wirkt auf gesunde Weise morgendlich sanft blutdrucksteigernd und aktiviert das vegetative Nervensystem. Wenngleich Kältereize ein gewisses – vorübergehendes – Zusammenziehen peripherer Gefäße bewirken, ist nicht logisch davon auszugehen, dass dies einen schützenden Faktor für das venöse System darstellt. Ergo: Es ist eine wohl gesunde und belebende Maßnahme, aber ohne nachgewiesene Wirkung auf die Entstehung von Krampfadern.

„Nicht in die Sauna oder das Dampfbad oder das Solarium gehen"

Diese Regel ist quasi die logische Konsequenz aus der zuvor genannten: Wärme führt zu einer gewissen Gefäßerweiterung und damit zu einer Zunahme der Hautdurchblutung. Es ist nicht logisch nachvollziehbar, warum eine vorübergehende Durchblutungssteigerung der Haut dauerhaft bestehende Varizen fördern sollte. Es ist auch nicht so, dass in den warmen Ländern mehr Krampfadern als in den kälteren Ländern auftreten: Im Gegenteil findet sich eine relative Häufung der Krampfadern gerade in den skandinavischen Ländern.

Man sieht, dass diese Lebensregeln schon einer logischen Betrachtung meist nicht standhalten, umso weniger sind sie jemals wissenschaftlich im Rahmen von ernsthaften Studien untersucht worden und zählen daher nicht zum Repertoire der Empfehlungen der zeitgemäßen Medizin, die nur auf beweisbaren Tatsachen aufbaut.

Häufig gestellte Fragen rund um die Venen

Zu den meisten dieser Fragen, die im Zusammenhang mit den verschiedenen Venenerkrankungen an die Ärzte gestellt werden, gibt es in den entsprechenden Kapiteln weiterführende Erklärungen, worauf jeweils hingewiesen wird.

„Ist Aspirin als vorbeugende Maßnahme einer Thrombose sinnvoll, etwa wenn ich einen langen Flug plane?"
Nein. Acetylsalicylsäure, der Wirkstoff des „Aspirin" und seiner Verwandten, wirkt hemmend auf die Zusammenklumpung der Blutplättchen. Auf diesem Mechanismus beruht eine gewisse Gerinnungshemmung, die man sich beispielsweise zur Vorbeugung eines Rückfalls nach Herzinfarkten zunutze macht. Dabei genügen bereits recht geringe Mengen der Substanz. So nimmt der infarktgefährdete Patient meist nur 100 Milligramm der Substanz ein, wohingegen man Acetylsalicylsäure zur Schmerzbekämp-

> **!** Aspirin schützt nicht vor der Entstehung von Thrombosen.

fung (etwa beim Kopfschmerz) beim Erwachsenen in der Regel fünfmal so hoch dosiert.

Doch selbst die Einnahme dieser höheren Dosierung bringt keinen messbaren Schutz vor der Entstehung von Thrombosen im venösen Bereich. Die genauen Gründe für dieses Unvermögen sind wissenschaftlich noch nicht komplett geklärt, fest steht aber, dass die Substanz als Prophylaxe von Thrombosen in den Venen als nicht geeignet betrachtet werden muss. Stattdessen empfiehlt es sich in Risikosituationen – nach Maßgabe des Hausarztes oder behandelnden Arztes –, zur Vorbeugung eine Heparininjektion durchzuführen. Dabei wird, beispielsweise vor Antritt eines langen Fluges, meist in Kombination mit dem Tragen eines entsprechenden Kompressionsstrumpfes, eine Tagesdosis eines entsprechenden Heparinpräparates unter die Haut injiziert.

Siehe „So bleiben Ihre Beine venengesund"

„Schadet mir als Krampfadernpatient die Sauna oder das Solarium?"
Nein. Prinzipiell führt Wärme zu einer vorübergehenden Erweiterung der Hautgefäße und damit zu einer Zunahme der Durchblutung. Dieser Effekt hat aber keinen langfristigen Einfluss auf die Entstehung oder Verschlechterung eines Krampfaderleidens. Auch als Krampfadernpatient können Sie daher in die Sauna gehen – unter Berücksichtigung Ihrer allgemeinen Verfassung und Kreislauflage. Extreme Saunagänge, insbesondere besonders lange, sollten deshalb vermieden werden, weil eventuell ein gewisser Blutvolumenmangel im Körper auftritt, wenn sehr viel Blut in den Beinen versackt, was zu gewissen Kreislaufschwächen beitragen kann. Auch der vernünftige maßvolle Solariumsbesuch schadet nicht.

Siehe „So bleiben Ihre Beine venengesund"

„Muss sich das Blut nach einer Krampfadernoperation neue Wege suchen?"
Nein. Bei der Operation von Krampfadern werden – unabhängig von der gewählten Methode – diejenigen Venen entfernt, die bereits aktiv zum Transport des Blutes zum Herzen kaum noch beigetragen haben – zumindest nicht in aufrechter Körperhaltung. Eine Entfernung dieser Venen bewirkt also nicht, dass nun plötzlich wichtige Transportwege fehlen und sich das Blut neue Bahnen suchen müsste. Durch die Entfernung der erkrankten Gefäße wird das Versacken von Blutvolumina in der Peripherie verhindert und das Blutvolumen in den gesunden Venen (insbesondere den tiefen Muskelvenen) leicht erhöht, was aber keine krankhafte Zusatzbelastung bedeutet. Diese Venen bekommen besser gesagt das Maß an Volumen zurück, das ihnen zuvor durch die Ansammlung von stehendem Blut in den Krampfadern entzogen worden war.
Siehe „Die Aufgaben der Venen" und „Krampfadern"

> **!** Venensanierung kann die Gesamtsituation des Kreislaufs deutlich verbessern.

„Ersetzt ein Stützstrumpf den strengen Kompressionsstrumpf?"
Nein. Der kosmetische Stützstrumpf hat zwar eine leichte komprimierende Wirkung auf die Haut, ist aber nicht straff genug, um eine messbare Beschleunigung des Blutstroms in den Venen zu bewirken.
Siehe „Die Behandlung der Krampfadern ohne chirurgischen Eingriff"

„Werden Krampfadern durch eine Operation schlimmer und kommen danach verstärkt?"
Nein. Eine korrekt ausgeführte Venenoperation nach einer der wissenschaftlich erprobten und dokumentiert wirksamen Methoden führt zu einer Verbesserung des Krampfadernleidens und nicht zu einer Verschlechterung. Da aber auch nach einer solchen Operation die individuelle (genetische?) Neigung zur Bildung von Krampfadern bestehen bleibt, können sich neue

Krampfadern bilden. Man spricht hier von einem Rückfall oder „Rezidiv". Diese Rezidive können ausgesprochen unangenehm und ausgeprägt sein, sind aber nicht die Folge der Operation.
Siehe „Die Behandlung der Krampfadern mit chirurgischem Eingriff"

„Kann man beliebig oft an den Krampfadern operiert werden. Oder fehlen irgendwann wichtige Venen, und das Blut fließt nicht mehr ab?"
Nein. Bei einer Krampfadernoperation werden nur die erkrankten Venen entfernt, die zum Rücktransport des Blutes zum Herzen bereits nicht mehr beitragen, zumindest nicht in aufrechter Körperhaltung. Die entfernten Venen fehlen dem Körper also nicht, sondern die Operation verbessert sogar den venösen Rückstrom, weil jetzt den tiefen und funktionierenden Venen wieder das Volumen zur Verfügung steht, das ihnen zuvor genommen worden war.
Siehe „Die Aufgaben der Venen" und „Krampfadern"

> **!**
> Bei einer Krampfadernoperation werden nur erkrankte Venen entfernt.

„Entfernt man bei einer Krampfadernoperation Material für einen Bypass?"
Nein. Prinzipiell ist es richtig, dass insbesondere Abschnitte der großen Rosenvene als Bypass-Material in der Gefäßchirurgie und Herzchirurgie verwendet werden. Diese Vene eignet sich hervorragend als Gefäßersatz und kann folgenlos komplett und relativ einfach entnommen werden. Ist diese Vene aber zur Krampfader degeneriert, so ist sie als Ersatz für ein arterielles Gefäß am Herzen oder in der Peripherie nicht mehr geeignet und kann daher auch entfernt werden, ohne ein wesentliches biologisches „Ersatzteil" zu verschwenden.

Umgekehrt muss aber natürlich gelten, dass wirklich nur kranke Venen entfernt oder zerstört werden, was eine vernünftige Diagnostik vor der Behandlung selbstverständlich voraussetzt.
Siehe „Die Behandlung der Krampfadern ohne chirurgischen Eingriff" und „Die Behandlung der Krampfadern mit chirurgischem Eingriff"

ANHANG

Wichtige Adressen

Deutsche Gefäßliga e. V.
Postfach 4038
69254 Malsch
Tel.: 07253 26228
E-Mail: info@deutsche-gefaessliga.de
www.deutsche-gefaessliga.de

Deutsche Venen-Liga e. V.
Sonnenstraße 6
56864 Bad Bertrich
Tel.: 02674 1448
gebührenfreie Venen-Hotline:
0800 4443335
E-Mail: info@venenliga.de
www.venenliga.de

Deutsche Gesellschaft Venen e. V.
Dr.-Carlo-Schmid-Straße 204
90491 Nürnberg
Tel.: 0911 5988600
E-Mail: info@DGVenen.de
www.dgvenen.de

Deutsche Gesellschaft für Gefäßchirurgie
Langenbeck-Virchow-Haus
Luisenstraße 58/59
10117 Berlin
Tel.: 030 28004390
E-Mail: dgg.sekretariat@gefaesschirurgie.de
www.gefaesschirurgie.de

AVK (arterielle Durchblutungsstörungen)
Selbsthilfegruppen Bundesverband e. V.
Bundesgeschäftsstelle
An der Oberhecke 34
55270 Sörgenloch/Mainz
Tel.: 06136 924050
E-Mail: avk.bv.mp@t-online.de
www.avk-bundesverband.de

Bibliografische Information der Deutschen Nationalbibliothek
Die Deutsche Nationalbibliothek verzeichnet diese Publikation
in der Deutschen Nationalbibliografie; detaillierte bibliografische Daten
sind im Internet über http://dnb.ddb.de abrufbar.

ISBN 978-3-89993-585-1

Fotos:
Patientenfotos von Florian J. Netzer; Zeichnung S. 11: Luitgard Kellner; Foto auf S. 117 mit freundlicher Genehmigung der medi GmbH & Co. KG; Umschlag: Titelfoto: fotolia.com – Elenathewise, hintere Klappe (innen): fotolia.com – Sto

© 2010 Schlütersche Verlagsgesellschaft mbH & Co. KG
Hans-Böckler-Allee 7, 30173 Hannover
www.schluetersche.de

Autor und Verlag haben dieses Buch sorgfältig geprüft.
Für eventuelle Fehler kann dennoch keine Gewähr übernommen werden.
Alle Rechte vorbehalten. Das Werk ist urheberrechtlich geschützt.
Jede Verwertung außerhalb der gesetzlich geregelten Fälle muss
vom Verlag schriftlich genehmigt werden.

Lektorat: Dagmar Fernholz, Köln
Layout: Groothuis, Lohfert, Consorten, Hamburg
Covergestaltung: Kerker + Baum Büro für Gestaltung, Hannover
Satz: Die Feder, Konzeption vor dem Druck GmbH, Wetzlar
Druck und Bindung: Grafisches Centrum Cuno GmbH & Co. KG, Calbe
Hergestellt in Deutschland.